EBERS

翻开生命新篇章

嗅觉革命

嗅觉如何影响我们的健康

WIR RIECHEN BESSER ALS WIR DENKEN

[瑞士] 约翰内斯·弗拉斯内利 著
(Johannes Frasnelli)
吕慧云 陈敬国 译

科学普及出版社
·北 京·

图书在版编目（CIP）数据

嗅觉革命：嗅觉如何影响我们的健康 /（瑞士）约翰内斯·弗拉斯内利 (Johannes Frasnelli) 著；吕慧云，陈敬国译 . -- 北京：科学普及出版社，2025. 9（2025.11 重印）. ISBN 978-7-110-10931-1

Ⅰ . R339.12-49

中国国家版本馆 CIP 数据核字第 2025JE6584 号

著作权合同登记号：01-2024-6185

策划编辑 王 微 刘 阳
责任编辑 周可欣
装帧设计 佳木水轩
责任印制 徐 飞

出　　版 科学普及出版社
发　　行 中国科学技术出版社有限公司
地　　址 北京市海淀区中关村南大街 16 号
邮　　编 100081
发行电话 010-62173865
传　　真 010-62179148
网　　址 http://www.cspbooks.com.cn

开　　本 889mm ×1194mm 1/32
字　　数 97 千字
印　　张 6
版　　次 2025 年 9 月第 1 版
印　　次 2025 年 11 月第 2 次印刷
印　　刷 北京盛通印刷股份有限公司
书　　号 ISBN 978-7-110-10931-1/ R·940
定　　价 68.00 元

著者简介

约翰内斯·弗拉斯内利（Johannes Frasnelli）

医学博士，神经科学家，当代嗅觉研究领域的年轻开拓者。生于意大利南蒂罗尔的医学探险家，从维也纳医学院启程，横跨德累斯顿、宾夕法尼亚到蒙特利尔，以全球视野深耕神经科学。自 2014 年起任加拿大魁北克大学三河分校解剖学教授，带领团队解码嗅觉的终极奥秘。

译者简介

吕慧云

毕业于北京第二外国语学院中德翻译专业。曾在政府外事部门及世界 500 强德企合资企业工作。长期从事中德交流及口笔译工作。

陈敬国

医学博士，毕业于西安交通大学，美国科罗拉多大学落基山味觉嗅觉研究中心（Rocky Mountain Taste and Smell Center）访问学者。全球化学感官研究联盟（Global Consortium for Chemosensory Research）领导小组成员，美国化学感知科学协会会员。主要从事嗅觉与味觉障碍性疾病、鼻炎的基础和临床研究。世界嗅觉味觉日（每年 9 月 14 日）的主要发起人之一，"嗅觉味觉科普"微信公众号创建人。主持或参与国家、省、市级项目 6 项；获国家专利 3 项。参编著作 3 部；发表学术论文 30 余篇。

内容提要

从动物世界到人类社会，嗅觉的重要性不言而喻。气味不仅可以触发记忆，还与人们的情绪、健康相关，与日常生活紧密相连。

著者以个人的嗅觉之旅为线索，从如何被嗅觉的魅力所吸引到深入挖掘嗅觉的科学基础，从鼻子的构造到气味分子的识别，全面解读了嗅觉对人们生活的深刻影响。书中不仅探讨了嗅觉的特异性、信息素的神秘作用，以及嗅觉与味觉共同打造愉悦美食体验的过程，还展示了嗅觉训练对嗅觉辨识能力的提升作用，以及对预防神经退行性疾病的可能作用。

本书视角新颖，阐释生动，集知识性和趣味性于一体，为读者呈现了一个丰富奇妙的嗅觉世界。对每一位读者来说，这不仅是一场全新的嗅觉探索体验，更会让你收获对生活品质的深度思考。

译者前言

仔细想想，在许多日常情景里，气味都会直观影响我们的感觉和行为。一杯热咖啡，在没有入口前就可以让我们在睡眼惺忪的早晨立刻清醒大半。食物的气味对提振食欲的作用很可能会先于颜色和味道。经过垃圾处理站时，一闻到臭烘烘的气味，就会让人立刻改变悠闲的步态，并加快速度远离那些让人不愉悦的气味环境。此外，气味还是许多人判断空间整洁程度的重要指标。

特定气味会使人联想到特定的记忆和感受，并产生既视感（Deja Vu）。例如，树香、花香、泥巴味共存的地方，总是会让人想起小时候在乡下的欢乐时光；栀子花香则会让人想起故乡的老屋后院。

有时，气味还会影响一个人对另一个人的好感程度。嗅觉就如同呼吸，正常时不会特别注意到它，但如果失去了就会发现没有它真的不行。嗅觉失灵，万物食之无味，更会失去对食物腐败或有害气体泄漏快速预警的能力。有关研究提示，相较于视觉或听觉信息，人类对嗅觉信息的反应速度会更快。也就是说，只要气味分子到达鼻腔，从鼻腔到大脑的信号传递会比从眼睛和耳朵的信号传递来得更快。所以有人觉得，察言观色不如闻香识人。

这的确为大多数人以视听为主的感知判断习惯提供了一个新的解读角度。那些五感超群或是极致追求嗅觉感受的人，他们的世界是怎样的呢？或许可以从《女人香》（*Profumo di donna*）、《香水》（*Perfume: The Story of a Murderer*）等影视作品中窥得一二。

吕慧云

嗅觉，是一种人们习以为常且鲜少留意的感官知觉，在日常生活中发挥着不可忽视的作用。无论是晨起时浓郁的豆浆香气，还是勾起深刻记忆的某个熟悉气味，嗅觉作为最直接的感觉，常常在不经意间左右我们的情绪、行为和健康。然而，许多人并未真正认识到嗅觉的奇妙之处及其重要性，也未曾探索这一感觉背后的奥秘。本书正是这样一部作品，它以著者的个人嗅觉之旅为线索，带领读者走进鲜为人知的嗅觉世界，揭示了气味对人们生活的深远影响。

作为一名从事嗅觉与味觉障碍研究的医学科研工作

者，我深知嗅觉在人体健康中的关键作用。嗅觉不仅与我们的记忆和情绪密切相关，其功能异常更是某些疾病的重要信号。例如，阿尔茨海默病、帕金森病等神经退行性疾病的早期表现就包括嗅觉障碍，新型冠状病毒感染的早期临床症状也有嗅觉障碍。嗅觉的训练和重建不仅能够改善患者的生活质量，还能在疾病的早期诊断和干预中发挥重要作用。然而，尽管嗅觉如此重要，人们对其的关注和理解却远不及视觉和听觉。因此，通过风趣活泼的解读向更多读者介绍嗅觉的内涵与魅力是非常有意义的。

本书著者用生动的语言和科学的视角，为我们系统地展示了嗅觉的方方面面。书中所述涵盖了嗅觉科学的诸多领域，从鼻子的构造到气味分子的识别，从嗅觉对情绪的影响到信息素的神秘作用，从嗅觉训练到神经退行性疾病的预防，内容十分精彩丰富。著者采用深入浅出的方式，结合实验、案例和互动体验，让读者不仅能"读懂"嗅觉，更能"感知"嗅觉。相信通过阅读此书，读者可以了解气味对人们记忆、情感及社会互动的塑造作用，感受嗅觉这一感官知觉对人们生活的独特意义。

书中还对嗅觉与味觉的关系展开了深入的探讨，揭示了气味在人们美食体验中的重要意义。也就是说，无论是葡萄酒的醇厚香气，还是烤面包的浓郁气息，都需要嗅觉与味觉的密切配合，才创造出人们愉悦的饮食体验。这让我不禁想起在临床工作中遇到的嗅觉与味觉障碍患者，他们因感知不到食物的香味而无法从饮食中获得乐趣，进而影响生活质量。这一切无不提醒我们，在人们的日常生活中，嗅觉是如此不可或缺。

在本书翻译过程中，我感到十分兴奋，同时感到责任重大。感到兴奋的是，本书的视角让人耳目一新，可以为嗅觉研究提供更广阔的视野；感到责任重大的是，我希望能够精准传递原著中丰富的科学内容和感性的叙述方式，让国内读者能够在了解嗅觉相关知识的同时，享受阅读的乐趣并获得启发。相信本书能够为医学、心理学、神经科学等领域的研究人员及从业者提供宝贵参考，亦可作为普通读者探索嗅觉奇妙世界的入门读物。

愿本书能为你打开新视角，开启探索嗅觉世界的新旅程，为嗅觉相关领域的研究与实践提供更多助益。

陈敬国

目 录

第1章　从实践到理论：我是如何开始研究嗅觉的

本章将介绍：

- 我儿时的嗅觉体验。
- 我是如何因为红酒开始研究嗅觉的。
- 我如何被多样气味的世界吸引。

童年的气味

年幼时，我就对气味很敏感。我在南蒂罗尔的梅拉诺镇长大，那里每个月份的气味都各不相同。一月里，嗅得到雪、灰色的天和白色的山的气味。初春的二月，树叶还没抽芽，蜡梅就香气四溢；接着，狂欢节要吃填了杏仁酱的油炸饼，闻起来有一股鞭炮燃烧后的硫黄味；到了斋期，就会在周五闻到煎鱼的气味。而三月的空气里则充满了樱桃花香和杏花香。四月迎来了气味大爆炸！阿迪杰山谷里遍布苹果树，它们会同时开花，细腻的苹果花香四处弥漫。紧接着到了复活节，人们点起熏香，吃着芦笋、火腿、香肠和草莓。五月里，冷饮店开张，玫瑰要开花，农民忙着浇灌苹果园。六月主打的是樱桃和青草味。七月的气味，是防晒霜、泳池的氯消毒剂，是夏天的雷雨和加了奶油的沙冰。八月的气味，是夏日山中的凉意，松针叶、黑莓，与阿尔卑斯玫瑰、牛粪、树脂和驱蚊剂的混合体。到了九月，可以闻到苹果、葡萄、核桃味和拖拉机的汽油味。十月，则可闻到烤栗子、篝火、羽毛酒、香肠、酸菜和无花果味。十一月，我的鼻子被发霉的叶子、湿气和烛火味包围。直到十二月，才能闻到香草、肉桂、丁香和热红酒的香味。

除了月份，每个地方的气味也各具特色。父母家有每日午餐和晚餐的香气；外婆家是老肥皂的气味；学校充满了书本纸张和清洁剂的气味；教堂则是熏香气；汽油和橡胶味代表了停车场，绿草味代表了足球场；我和哥哥弟弟常去的医院里充斥着消毒剂味；牙科诊所总有一股干丁香花味；隔壁老人家里是厚厚的古龙水味；婶婶家充斥着果茶和小饼干的香气；冰场里混杂着香烟、热红酒和热狗味；火车站自然是铁轨的气味了。

连人都会散发出特定的气味。老奶奶身上有护手霜和玫瑰味，妈妈的好朋友身上是女士香水味；农民们身上是辛勤劳作后的汗味；学校同学身上时不时飘出玩耍后的汗味；我总是能知道爸爸什么时候在家，因为只要他在，家里就会充斥着须后水味；周日的大人们都是红酒气；我非常喜欢爷爷抽烟的时候，因为我总能率先吸入第一口烟草和火柴混合的气味，但我只喜欢这第一口，因为往后就仅剩了烟味；教钢琴的女老师是洋葱味，教堂里的司事是老人味。

我就是在这样的环境里长大，气味无处不在。多数时候，我意识不到气味的存在，它们只是一个基调，一个背景因素，并不是实实在在的感官印象。可有的时候，气味就很突出，让人一下就察觉到它的存在。

载满回忆的鼻子

五岁那年，弟弟出了一场意外。他从二楼阳台失足，摔在了屋前那块混凝土硬地上，结果颅骨骨折、骨盆骨折、手臂骨折。我记得他当时穿着条绿色裤子，一下就消失在了围栏后边。邻居也目睹了这次不幸，我至今还能清楚记得她的尖叫。弟弟立刻被送去医院的抢救室，后因情况严重，转到了另一家医院的神经外科进行手术。

开始的几天，弟弟的生命体征时强时弱，很不稳定。我的父母一直轮流在床前照护。这期间我住在瑞士利陶的爷爷奶奶家。当时家里的气氛特别紧张，即使我还小，理解能力有限，也能感受到大人们的忧心忡忡。

那时候，爷爷奶奶还在一间咖啡烘豆坊工作。每天早上六点就要开工，他们会让我继续睡觉。早上，我自己醒来之后，就去厨房吃早饭。奶奶会为我准备好点心（Gipfeli）和面包（Weggli）。吃过后我就去烘豆坊找他们。我手边有不少玩具，但最感兴趣的还是工坊里的机器，如可以卸下一袋袋装满生豆子的叉车。靠我有限的阅读能力，勉强看得出袋子上好像写着“巴西豆”（Café do Brasil）。这些袋子闻起来不像咖啡，像黄麻。整个工坊里，只有储藏室没有咖啡味。卸货后，要把口袋运到烘焙室，里头的豆子全部倒进烘豆用的大锅炉里。锅炉转起来时声音特别大，周围特别热，负责的工人要不停地擦汗。

可比起空气里的气味，这吵闹的声音和闷热的感受根本不算什么。新鲜烘焙的咖啡味占据整个空间，霸道却又好闻。工作的大人们不太愿意我在烘焙室停留，因为小孩比较容易遭遇危险，不过每次一有机会我就跑回去。爷爷奶奶在一旁的储藏室干活。爷爷负责操作一台大机器，把烘焙过的咖啡豆装袋，再堆进箱子里。奶奶要用一台巨型碾磨机把豆子磨成粉，再用另一台机器把粉都真空打包。我就在一边放肆享受过程中散发出的层次复杂又美妙的咖啡香味。那时我在爷爷奶奶家住了 6 周，烘豆坊老板还奖励了我 15 法郎和 2 根脆心巧克力棒。回到家里，我在事故之后第一次去看望弟弟，他那时脑袋上缠满了绷带。他活了下来，并且之后慢慢痊愈，这简直就是个奇迹。

时至今日，这场意外已成为家人口中的轶事，爷爷奶奶也都不在人世了。而我自那时起，就和咖啡产生了深深的联系，尤其是它的气味。我每次路过咖啡店、烘豆坊、看到磨豆机，都会想到瑞士那间烘豆坊、我的爷爷奶奶和弟弟，还有老板给的巧克力。这些印象都很深刻，联想也很清晰，好像咖啡气味携带着这些记忆侵占了我的脑子。尽管我那时只有五岁，距离现在已经过去近 40 年，与咖啡气味相伴的记忆还是一如既往的清晰可见。

直到后来，我意识到，我不是唯一一个把气味和事件强烈联系起来的人。很多书都描述过相似的体验，最出名的要算马塞尔·普鲁斯特的《追忆似水年华》。一块玛德琳小蛋糕浸泡在茶里的香味勾起了作者的童年回忆，他由此起笔，挥洒出了这本4000多页共7卷的小说。自此，由气味、味道触发的强烈情感记忆就被称为“普鲁斯特效应”。它表明，嗅觉刺激会被大脑边缘系统接收、加工，而边缘系统同时还负责处理记忆、学习和情感。

说到食物，我小时候非常挑食。我讨厌吃绿色蔬菜，反而把肉当菜吃。我虽然会吃沙拉菜，但其他的菜，如菠菜、西蓝花、芦笋、甜菜、蚕豆、大黄和各种甘蓝菜都让我反胃，一丁点儿都不想吃。即使我母亲一直强迫我，我也一小口都吞不下去。我每周要去奶奶家吃一次午饭，有一天吃饭时，奶奶跟我说，吃蔬菜非常重要，我得吃点，不管什么都好，我可以找自己喜欢吃的，只要是蔬菜都行。我琢磨了好一阵，决定试下豌豆。大概是因为它最像土豆，吃起来不怎么像叶菜。像特别一点的乳制品，如水牛奶酪、羊乳酪之类的，也让我觉得不舒服；更别说米布丁或者橄榄了，简直让我害怕。

直到十五六岁，我才鼓起勇气开始尝试更多新的食物。我还记得那天，我犹犹豫豫好不容易吃下一点甜菜，竟然发现它没有那么难吃。这导致我直到今天还怪自己，就因为我以为芦笋、菌类反胃，所以我 16 岁才敢吃这些。后来读大学了，我也尝试去享受它们的味道，却还是不能忍受。关于这点我也是后来才知道，原来我的症状叫作“新奇恐惧症”（Neophobie），症状在孩子身上尤其明显。

“我不吃这个！”——新奇恐惧症

新奇恐惧症是指人们面对新事物表现出恐惧的症状，主要由“味觉”引起，此处指食物气味。人碰到大部分不熟悉的味道和气味第一反应是抗拒的，所以孩子更不容易接受新食物。如果要克服新奇恐惧症，就要暴露在特定的味道和气味中大概 10 次，才会开始适应和接受。如果孩子特别挑食，根本不愿意吃没吃过的食物，那么至少要想办法让他们尝试。理论上来看，时间久了他们就会习惯，然后会接受。

高中毕业之后，我走出梅拉诺镇去维也纳上大学，在大城市里又遇到了新气味。闯入鼻腔的首先是废气的臭味。印象里，冬天供暖时的烧煤味算是维也纳的一款经典味道。慢慢地，我也发现了其他舒服的气味。我住在纳旭市场（Naschmarkt）附近，每周六都会去逛市场，淘些实惠的食物。逛着土耳其烤肉店，闻着东方香料和来自各个国家的香草、水果的香气。我的第一个芒果、第一口羊乳酪都是在这里买到的。我们还会用咖喱、辣椒做花式菜。有时候，吃的比萨虽然是速冻的，但不妨碍我们配上水牛奶酪、小番茄和新鲜罗勒。

在某个时间点，我们开始接触酒香。起初，只是为了喝酒，后来我们慢慢开始品鉴，区分不同葡萄酒的口味，并对此感到骄傲。我们会在晚上聚会，每个人都带一瓶酒，并对比口味，有时候是梅洛酿的酒，有时候是赤霞珠。这个过程中，我们发现很难用统一的标准去描述酒的口味。有时候，大家一致同意一款酒有橡木桶味，或者嘉本纳弗朗有青椒的香气。更多的时候，我们会用香草、烟草、浆果或樱桃味来描述酒的风味。还有很多时候，我们会分享这款酒勾起了什么回忆，引起了什么联想，如果这些都说完，词穷了，就说它后劲霸道。后来我再次感受到为何气味如此难以描述，侍酒师和调香师又因何要接受长达数年的培训了。

嗅觉是一门科学

当然，我在维也纳不只是发现新味道、品尝红酒，我还有一份正业是医学生。学习接近尾声时，我常常和一位同在梅拉诺镇上医院实习的校友待在一起。他时常跟我讲述他的实验和研究。我那时也对科学十分着迷，脑海里也逐渐生成了写一篇博士论文的想法。但我既没有主题也没有导师。谁曾想，接下来意外发生了。我所在大学的耳鼻咽喉诊所，是学校里唯一一个有面向学生开放的单独网站的诊所，原因仅仅是在诊所工作的秘书十分积极敬业，他编写了这个网站。有一天我正在浏览网页的实习信息，看到上面有不少有关于博士论文题目建议，不仅如此，正巧有篇关于"嗅觉和味觉"的论文项目正在找感兴趣的学生作者。看到这个我就像被电击了一样。

我犹豫了片刻，就联系了该项目的负责老师，他也是我日后的博士研究生导师。两次碰面后，我就确定了论文题目为《慢性肾衰竭患者的嗅觉和味觉》。写这篇论文，要从了解慢性肾衰竭会引起哪些神经变化开始，同时必须要厘清嗅觉的工作机制。于是，我开始翻阅教科书，却很快发现关于嗅觉的内容很少，一般就半页纸的浅显内容。我又翻阅了专业期刊，了解到原来嗅觉受体的机制是近年才被弄清楚的。

美国科学家琳达·巴克（Linda Buck）和理查德·阿

克塞尔（Richard Axel）因为在该领域的卓越贡献，获得了2004年诺贝尔生理学或医学奖。至于嗅觉刺激由大脑哪部分区域处理是蒙特利尔神经病学研究所近期才发现的。

不得不说，我很吃惊。我原以为嗅觉和听觉、视觉一样，已经被研究得很透彻了。在阅读更早发表的，如20世纪20年代至20世纪50年代的论文时，我始终对这个“陌生的感官”抱有好奇。人们到底花了多长时间试图分离出基本气味？这些基本气味相互混合就能组成其他所有气味，就好像色彩中的三原色（红黄蓝）吗？我试图弄清楚到底有几种基本气味，人又能分辨出多少种气味。时至今日，研究表明了嗅觉和听觉、视觉机制不同。嗅觉受体比视觉受体要多百倍，我们甚至能分辨出数十亿种气味（如果有这么多气味种类的话）。只是在当时，这一事实很可能才刚被揭示或者仍不为人所知。

与此同时，我开始了在耳鼻咽喉诊所的实习。我们研究嗅觉丧失的患者。此前我从没对嗅觉有过多思考，实习后才发现嗅觉丧失竟然很常见。我学习了鉴定嗅觉的不同评估方法，这些方法比起做光学研究使用的方法略显粗糙。我们会研究患者分辨气味、区分气味的水平和能力。我逐渐地发现类似脑电图（EEG）和磁共振（MRI）等精确仪器只在特定的实验室里才用得到，在我们的诊所里并不会经常使用。

博士论文完稿之后，我得到一个去德累斯顿嗅觉专业研究所工作的机会。在那里，我可以帮助治疗嗅觉障碍。但有个前提，就是我得弄清楚并掌握嗅觉机制，于是我开始引入特殊方法。在患者和健康对照组分辨气味时，我们会记录脑电波，记录大脑在处理气味时哪些区域尤为活跃。大脑面对气味刺激时如何反应，又如何处理气味刺激，不同条件会如何影响我们的气味感知，这些研究都让我大开眼界。在德累斯顿，我决定把基础研究作为未来职业发展，而不是成为一名医生。

几年之后，我有机会加入蒙特利尔神经研究所的团队。蒙特利尔神经研究所可以说是近乎神秘。研究所紧靠皇家山，大楼正襟危坐，驾于城市之上（对于来自南蒂罗尔的我来说，皇家山更像是个小山丘）。该研究所由著名神经外科先驱怀尔德·潘菲尔德（Wilder Penfield）于 20 世纪 30 年代创立，是神经学基础研究和临床应用的示范结合地。癫痫外科手术从这里开始，我们对记忆原理的认知在这里提升，神经成像和医学成像也在这里诞生。促使我迈向蒙特利尔这一步的正是医学成像技术。我希望利用这门技术弄清楚面对气味刺激时的大脑活动，弄清楚大脑结构如何影响嗅觉能力。

在蒙特利尔待了几年，我受邀去莫奈尔化学感官中心任客座教授数月。莫奈尔感官中心位于美国宾夕法尼亚州的费城，是世界首屈一指的嗅觉和味觉研究机构。共有 20 个团队研究嗅觉和味觉，他们致力于厘清受体如何工作、刺激如何传导、大脑如何处理刺激，嗅觉、味觉丧失会导致什么。研究对象不仅限于人类，还包括果蝇、蚊子、小鼠和其他物种。任客座教授期间，我有一个特殊任务。单一气味的处理过程变得越来越清晰，但一般情况下，我们不会只闻到一种物质的气味，而是多种物体的混合气味——我的特殊任务就是要研究多种气味的共同作用，比较单一气味和混合气味刺激的不同。通过研究我们对气味之间复杂的相互作用更加了解，发现有些气味能互相抑制，有些又能互相增强。

从费城回到蒙特利尔后，我加入了蒙特利尔大学的一个博士后研究团队。专攻感觉联合可塑性（适应能力）。通俗点说，就是某个感官失能会引起大脑什么样的变化，如盲人、聋人、嗅觉丧失者。目前为止，团队主要专注于研究视觉、听觉和触觉，我的加入则把研究范围拓宽到了化学感官，也就是包括嗅觉在内的感觉研究。

化学感官

它和视觉、触觉和听觉的工作机制不同。对于盲人来说，尤其是出生时就失明或出生后不久失明的盲人，往往都能发展出更高水平的听觉和触觉，并能借此获取更多的信息。在失聪人群中也能找到类似情况。而涉及感官时，情况就不同了。失明、失聪的人非但没有强于一般人的嗅觉，我们的研究甚至显示他们的嗅觉要差一些。举几个例子，盲人里出了不少顶级音乐人，如 Ray Charles、Stevie Wonder、Andrea Bocelli，但没有调香师和侍酒师。化学感官的特殊之处还在于嗅觉丧失的患者其味觉也倾向于变弱。也就是味觉不会在嗅觉出现障碍后或丧失后起补偿作用，反而会随着嗅觉一弱俱弱。

2013—2014 年，我终于要开始自己的独立研究之路，建立自己的团队了。我先是和蒙特利尔圣心医院合作，在蒙特利尔城外的一座小城——三河市组建了研究团队，后又聘请了魁北克大学的解剖学教授。自成立伊始，我的研究团队专研一个主要问题：嗅觉和大脑之间如何关联。从两个方面入手。我们先研究特定的大脑病变，这些病变同时也会影响嗅觉，包括神经退行性疾病，如帕金森病和阿尔茨海默病；创伤性脑损伤，如脑震荡。同时，我们的研究还在健康人身上开展，探讨嗅觉和大脑如何关联。大脑在哪些区域处理气味刺激？哪些因素会影响我们的气味感知？气味信息如何受到同时接受刺激的其他感官（如味觉）的影响？我们想借此论证嗅觉是否能靠训练获得，这种训练是否会改变大脑？如果可行，下一步就是研究嗅觉训练能不能扩大脑容量，以此来保护大脑不受神经退行性疾病的损伤。

作为一名科研工作者，我的任务不仅限于创建新假说，开展实验研究，结合实验数据和已有文献得出新的结论（甚至是知识），我还应担负起传播新知识的责任。现在传播渠道已经十分丰富，有的科学家会在专业期刊上发论文，用宣传报或演讲的方式把数据和结论提交给专业委员会。但这些渠道的受众都是专业人士，是其他的科学家和业内专家。对此，我个人其实是秉持着要与所有人分享知识的态度，当今社会对科学成果或结论的要求越发严格，在这种情形下，科学家更要走出象牙塔与所有人接触。

我的研究对象虽然不是什么了不起的宏大命题，不是气候变化、传染病或新农业科技。但依然可以通过嗅觉，激起大众对科学的好奇心，（让大家知道）我们每一次呼吸都在辨别气味，而且是带着欢欣和喜悦。所以从最开始，我就以“向普罗大众共享科学知识”为己任，只要在允许的情况下，我会做演讲，会接受电视、广播采访，会利用纸媒文字来传播知识，如您正在读的这本书。所以在接下来的章节里，我将带各位读者开启一段嗅觉之旅，分享我对嗅觉的认识与嗅觉的魅力。对了，每一章节末尾都有一个互动，不妨一起做，保证你能会心一笑。

日常小互动

现在放空自己，让思绪回到小时候：有哪些气味让你印象深刻，这些气味背后有什么样的回忆和故事？有哪些气味只存在童年时期，又有哪些超越了时间留存到现在？

第 2 章　嗅觉的产生机制：神奇的鼻子“工厂”

本章将介绍：

- 闻气味时，只有少数气味分子进入了鼻腔。
- 我们的嗅觉受体比视觉受体要多百倍。
- 大脑在感觉中枢处理气味刺激。

物理和化学感觉

嗅觉是传统的五种基本感觉之一。除视觉、听觉、味觉和触觉之外，嗅觉辅助我们更好地感知环境，对刺激做出相应反应。视觉、听觉和触觉是物理感觉，即刺激来源与感觉器官发生物理反应。从作用方式上看视觉是由太阳或其他人造光源产生的光子，从物表反射至眼睛。浅色表面反射光子多，深色表面则少。通过角膜，光子进入眼睛，经由瞳孔聚焦，穿过晶状体。它们到达眼睛后部的视网膜，在作用于受体细胞之前，还会穿过一些细胞层。细胞层则有两种：视杆细胞和视锥细胞。视杆细胞，它们敏感，负责黑白视觉，在光线微弱时也能发挥作用，如夜间。视锥细胞，它们负责色觉，在光线充足时发挥作用。光导致的物理刺激经过这些接收细胞“翻译”后，进入神经系统，变成电流刺激。这些电流刺激再经视觉神经纤维传导至大脑，继续被加工。

听觉则要依靠物体（结构）振动产生的声波。这个物体（结构）可能是音响的外膜、音调很高的同事的声带，或者汽车的发动机。声波通过媒介，一般是空气进行传导，引起空气以相同的频率振动。接着，声波借由空气传到了我们的鼓膜，使鼓膜发生振动，随后声波通过中耳的三块听小骨，锤骨、砧骨和镫骨。镫骨以相同频率继续把声波传导给内耳（淋巴液），引起液体波动。然后在内耳的耳蜗（基底膜上），产生行波，沿着耳蜗基底膜螺旋状向上传导，在基底膜最佳频率区被放大至最大值。行波刺激耳蜗的内、外毛细胞，也就是听觉系统的接收器。通过纤毛摆动，使毛细胞接受刺激后，把机械振动转化为动作电位，因此耳蜗毛细胞就像视网膜里的视杆细胞和视锥细胞一般重要。电流刺激经过听神经传到大脑，大脑皮质再把接收到的神经电信号进行处理，进而产生听觉。触觉的作用机制里，也有类似的刺激接收细胞，把压力刺激转化为电信号。

不同感官系统的感受细胞，其主要功能是把外界环境的刺激转化为电信号——“大脑可处理的语言”，该过程称为转导。其实感受细胞、细胞上的受体是理解感官系统作用原理的关键。视网膜上的视杆细胞、视锥细胞，耳蜗中的毛细胞，它们是怎么工作的？信号转导过程很复杂，从细节看，每个感官系统都有不同；从整体看，感受细胞上的受体，本质其实是蛋白质，在受刺激后发生了变性（内部三维结构改变）。再经过不同作用机制后，细胞内部的电解质平衡被打破。于是，在感受细胞或其下游细胞内部，产生了动作电位，即细胞质间（细胞膜内外）的电压短暂偏离了正常态。动作电位从产生点开始，不断传导至整个细胞，直到神经突起，也就是感觉器官和大脑的连接处。这样一来，电信号就从感官传至了大脑。

视觉、听觉和触觉，这几个物理感觉的特殊之处在于感受细胞不是必须要和刺激来源产生直接接触，视觉、听觉和触觉的刺激可以距离很远。我们在几公里之外就能听到闪电引起的轰雷声，倒不用闪电直击入耳。我们眼睛每天捕捉到的光子，在由一棵树反射进入晶状体被视网膜接收前，早已走过了 1.5 亿公里。

味觉和嗅觉的化学感觉原理就不同了。物质必须和受体直接产生化学接触。如糖要进入唾液，和舌头味蕾上的味觉受体接触后，我们才能尝到甜味。这些位于细胞表面的受体碰到糖分子后发生变性，最终产生动作电位。这里就要求味道物质有水溶性。而要分辨气味，气味分子需要直接进入鼻腔。

这里我想先区分一下香气、气味和气味物质。“香气”是舒服好闻的气味。每种香气都是一种“气味”，但不是所有气味都称得上是“香气”。两种说法都能描述我们的感受，“气味物质”则是化学意义上能释放香气或气味的物质，它和嗅觉受体接触之后，我们就能感知到香气或气味。

气味物质不用通过唾液到达受体，只要利用空气就可以。意味着它们要有挥发性，能够被气化。一进入鼻腔，就能和嗅觉感受细胞表面的气味受体结合。这一气味刺激再引起蛋白质变性，产生动作电位，电信号就传入大脑了。

嗅觉的工作机制原来是这样

嗅黏膜

我们的整个鼻腔被一层黏膜覆盖，大部分的黏膜上布满了纤毛。这些细胞表面的小小纤毛，是清洁呼吸道的重要功臣。但研究后发现，纤毛上并没有嗅觉感受细胞。它们集中分布在一小块地方，也就是鼻腔上部。鼻梁后面我们称为鼻顶的区域分布着另一种黏膜，即嗅觉黏膜。它和普通黏膜不同，因为其分布着的神经细胞正是嗅觉感受细胞。在它们靠近鼻腔的那一面，分布着呈睫毛外翻状态的纤毛。嗅觉受体——能接收气味物质的蛋白质，就在这些纤毛上。

作为化学感觉，嗅觉的产生需要一小部分气味物质直接接触受体，进而连接神经系统。我们在闻咖啡时，咖啡里的气味物质挥发到空气里，随着呼吸进入鼻腔，与细胞上的受体结合。不论是别人的体味、牛粪、比萨或玫瑰味，闻见这些气味的前提是必须有气味物质，哪怕只有极少量的气味物质接触我们的身体（鼻腔）。如前文所提，物理感觉正好相反，感受细胞不一定要和刺激源直接接触。

嗅觉感受细胞

嗅觉感受细胞和其他感受细胞一样，是神经细胞，属于神经系统组成部分。物理感觉的感受细胞位于人体内部深处。假如我们直视过强的光源，如太阳，或是暴露在过大的噪声中，就会伤害物理感受细胞。除此之外，视觉、听觉的感受细胞还是相对受到了比较好的保护的（一般情况下不和外界物质直接接触）。化学感觉中的嗅觉却不同：嗅觉感受细胞必须和外界的气味物质直接接触才能工作。伴随着呼吸，嗅觉感受细胞不仅会接触普通的气味物质，可能还有碰到有害物质，功能受损甚至被抑制。所以我们的嗅觉细胞进化出了一种特殊能力：自我再生。嗅觉黏膜纤毛上不仅分布着嗅觉感受细胞，还有可以分化为嗅觉感受细胞的干细胞。这是成年人神经系统的特殊之处，从截瘫患者其实能看出，一般坏死的神经细胞是不能再生的。可嗅觉感受细胞却能不断进行复制，据估计它们每 1.5～6 个月就能全部更新一次。

一直以来，干细胞的研究都充满争议，因为它主要取自胚胎。嗅觉黏膜上的干细胞却不在该道德讨论范围内。因此有不少科研学者尝试从嗅觉黏膜上提取干细胞，并将其转移至其他组织中，如脊髓，以期分化出脊髓神经细胞。这类研究仍道阻且长，却能为截瘫患者带去一线新的希望。

嗅觉受体

我们能感受到的气味物质的种类多达上万种。嗅觉感受细胞如何能识别这么庞杂的化学物质呢？在说明嗅觉感受细胞的工作机制前，我们仔细看看其他感觉。目前最为人熟知的是视觉。视杆细胞感受明暗黑白，视锥细胞感受颜色。细分下去，我们有 3 种视锥细胞，对应接收不同波长的光，分别是长波红光、较长波绿光和短波蓝光。我们观察色彩表面时，不同的视锥细胞受刺激程度不同。表面呈绿色，则受刺激最大的是感应绿光的细胞，另外两种次之。表面呈蓝色，则同理。如果是紫色，感应绿光和蓝光的细胞受刺激程度相同。我们看到的彩虹是彩色的，其实就是 3 种视锥细胞受不同程度刺激的结果。据估计，人眼可以识别区分的颜色有 1000 万种。但有些人是色盲，仅拥有 2 种视锥细胞，能识别的颜色数量就只有 4 万种。这里能看出，1 种受体（即视锥细胞）的区别就能引起可识别颜色数量的骤增或骤减。

嗅觉感受细胞的工作原理其实是个新知识。和视网膜上的感受细胞类似，嗅觉感受细胞也要接收各种刺激。不同的是，视觉的工作原理维度清晰，3 种视锥细胞对应 3 种波长的光，借助波长变化我们就可以很好地理解视觉，因为这是区分颜色的唯一变量。但区分不同化学物质的变量却多种多样，根据功能，可以分为醇类、醛类、酸类；根据结构，碳链有长有短，有的带硫化物、有的含苯环等。并且各个物质都有不同的气味。带硫的物质闻起来就像臭鸡蛋，含苯环的物质有芳香气，醛类则是甜甜的果味，醇类就像酒精等。于是，和视觉里可以仅靠波长区分光及其引起的颜色变化不同，嗅觉里涉及的化学物质无法用同一个坐标轴衡量。气味要复杂得多，描述气味要借助多个维度（就像统计学里不同的描述词）。不同于光波长短的单一维度，辨别气味的维度复杂多样。因此，只有三四个感受细胞完全不够用，要数十个甚至上百个。

嗅觉的感受系统正是如此。人类有 350～400 种不同的嗅觉受体，单独分布在不同的嗅觉感受细胞表面。细胞不是被某种单一的气味物质刺激，而是受到决定物质性质的化合物刺激。例如，含醇且体现醇的特性的气态化合物，对应刺激的就是能与醇结合的细胞受体。因此，单一的气味物质刺激不同的感受细胞，不同的感受细胞可以接受多种气味物质的刺激。大部分气味物质不是由单一的化合物组成，而是由各种各样的原子构成，如咖啡的香气就是由几百种气味物质的混合而成。这么仔细一想，感受细胞和气味物质结合能产生的排列组合不计其数。

我们的基因里写有构成人体所有蛋白质的遗传密码（遗传信息），包括大约 400 种的嗅觉受体，总占比达 2%。人类的进化过程中有一个基本法则，即淘汰对生存无益

分布广泛的嗅觉受体

有趣的是，嗅觉受体不仅分布在嗅觉黏膜上。在几乎所有的身体器官，如肝脏、肾脏、盲肠等的表面都发现了嗅觉受体。当然，它们在这里的功能不是嗅，至于是什么，目前仍是个未解之谜。就连精子细胞表面都有嗅觉受体，它们能对茉莉花似的香气产生反应。嗅觉受体的作用貌似是帮助精子正确找到卵子。卵子分泌出一种物质，它通过精子表面的嗅觉受体与精子结合。虽然该物质的真面目暂未揭开，但将来或许可以通过研究这个反应机制，发明出非激素避孕的新型避孕手段。

的遗传基因。这 2% 的占比仅说明嗅觉受体对人类的生存至关重要。

嗅神经

纤维束从嗅觉黏膜上的嗅觉感受细胞出发，一直延伸至大脑。这整个纤维丛构成了第Ⅰ对脑神经，即嗅神经。人共有 12 对脑神经，功能各不相同。全世界学习解剖的学生们都要熟背这些神经对应的名字和功能，第一个就是嗅神经。视神经——第Ⅱ对脑神经，负责把视网膜接收到的视觉信息传至大脑。第Ⅲ、Ⅳ、Ⅵ对（动眼神经、滑车神经、展神经）支配眼球的运动。第Ⅴ对（三叉神经）负责面部黏膜、皮肤的触觉及痛觉。第Ⅻ对是舌下神经，控制舌头的运动。嗅神经其实就是始于嗅觉黏膜的纤维丛的总和。这些纤维丛分别从鼻梁后方，向上经双眼之间抵达颅前窝。抵达颅前窝之前，每一丛对应穿过一个小孔，这些小孔所在的骨头因为遍布孔洞看起来就像筛子，被称作筛骨。纤维丛就是要穿经筛骨的筛板，来到颅前窝。筛板下方是鼻腔顶部，上方是大脑。

嗅球

嗅神经其实不是特别长，它的末端在筛骨正上方，看起来就像一个被拉长的晶状体，这个扁卵圆形的晶状体头部正是嗅球。在解剖学词典里，常常提到嗅叶，但它与鼻子无关，它单指嗅球。组成嗅神经的纤维在大脑突然发生剧烈运动时，相对容易受损伤。通常，我们大脑里充满脑脊液，脑袋摇晃时，脑脊液就起到了减震和保护作用。如果遭到重击，冲击力超出了脑脊液的减震能力，脑组织就会撞上颅骨发生猛烈震荡，也就是我们常说的脑震荡，从而引起头痛、恶心、畏光、疲劳等症状，有时甚至出现长时间的情绪消极及焦虑症状。

由于嗅神经不随大脑同步运动，它本身很短又固定在筛骨上，所以大脑如果发生突然的猛烈运动，嗅神经可能会撕裂，导致嗅觉部分或者完全丧失。我们对遭受脑震荡的早期患者开展了研究，发现约有 2/3 的人出现嗅觉障碍。而让人惊讶的是，他们根本没有意识到这一点，他们只注意到脑震荡引起的其他典型症状，如头痛、恶心。可同时他们又常常抱怨医院的餐食寡淡无味。本书将在后面第 6 章讲到嗅觉和进食之间的关联。由此我能肯定，患者的抱怨并不是因为医院厨师的烹饪技术不行，而是他们自己的嗅觉失灵了。

幸运的是，嗅觉黏膜上还有干细胞。脑震荡几周后，嗅神经细胞就能自我修复、再生，恢复从嗅上皮细胞到嗅球的连接。这一点在实际情况中也得到了验证：有嗅觉障碍的患者数量随时间推移而减少，但仍有少数人不能恢复。如果筛骨部位发生出血或是结痂，嗅神经则不能穿过筛骨抵达嗅球，嗅觉障碍就会一直存在了。

嗅束

嗅球内部会对嗅觉信息进行第一道处理。接收到的气味刺激被快速传导至嗅束集中的中央区域，即大脑负责处理嗅觉信息、感受气味的区域。这里分布着不少名字具有诗意的器官，如杏仁核、海马体。嗅觉信息首先抵达这些区域，使我们意识到有气味进入了。该中枢的特别之处在于，它不只是负责处理嗅觉信息。这正是嗅束的厉害之处。我们知道，枕叶仅能处理视觉刺激。感觉皮质仅能处理触觉刺激。嗅觉中枢则不然，它是边缘系统的一部分，还承担着其他十分重要的作用。

边缘系统

从发展历史角度看，边缘系统是大脑内一个十分古老的神经系统，位于大脑深处，在脑干旁边（脑干更加古老）。边缘系统在大脑其他结构的控制下，调节我们的部分本能和情感行为。我们也是依靠边缘系统才能建立新的记忆、储存旧的记忆，所以记忆、学习也是边缘系统的功能之一。大脑的奖赏中枢其实也在这里，即告诉我们饿了要进食、渴了要喝水，想发生性行为，想要努力学习获得好分数等等。大多数毒品也是刺激这个部位，引起身体强烈的依赖性，很难消除。

这意味着，气味信息可以直接到达边缘系统，激活大脑负责记忆与回想、情感与奖赏的部位。这也解释了，为什么我们每一个人，都有一段和气味相关联的回忆故事。当然，我也是，除了那些嗅觉未开的人。

八岁时，家乡镇上有一个纵火犯到处作恶。有一天晚上我就被火灾报警铃叫醒。救火车警铃闪烁的蓝光冲天，我闻见屋里有一股可怕的烧焦橡胶味。那个纵火犯点燃了院子里的车。我站在阳台上，目睹了消防人员齐力把火扑灭的过程。那股橡胶味、蓝光、燃烧的车、警铃声、消防员一直持续留在我的脑海里。直到现在，我每次闻到烧焦的橡胶味时都能想到那天晚上。我还能回想起当时的混乱和丝丝恐惧。但只有橡胶的味道能激起我的回忆，看见蓝光、听见警铃都没有同样的效果。原因就在于，气味信息可以直接进入大脑负责记忆与情感的部位，从而激活回忆。

很多人都有类似的经历，这就是普鲁斯特效应。在战争或灾难幸存者身上，气味引起的回忆有时会是个麻烦。如亲历过爆炸的美国士兵，患上创伤后应激障碍后无法再做烧烤了，因为烤熟的肉的气味会激起那段地狱般的痛苦回忆，他们可能在那天失去了一位战友。气味不光与负面情绪有关，昔日故人的香水能把我们带回年少时期，旧书的气味又把我们带回学生时代。每一段回忆和勾起回忆的气味都因人而异。

嗅觉的其他特点

嗅觉之所以特殊，还与其他特别之处有关。从神经解剖学方面看，其他感觉，包括运动功能，它们的刺激传入大脑时，都是交叉式处理，大脑左半球管理右侧躯体，右半球管理左侧躯体。很明显的例子有大脑右半球控制着左手，反之是右手。右半边脸受到的刺激会传入大脑左半球；右脚的动作信息会传至左顶叶。这个机制却对嗅觉不适用。气味信息不会交叉处理，而是同序传导，左边鼻腔的信息会传至左侧边缘系统，右边鼻腔的信息则传至右侧。除了在神经解剖学上的特点，嗅觉的特点还表现在作用原理上。除了嗅觉以外，所有的感官信息都会经过一个中转站——丘脑。丘脑是组成间脑的一大结构，位于大脑深处。在感觉信息就要抵达大脑皮质时，丘脑就像一个过滤器，它来筛选决定哪些信息可以进入皮质引起意识反应，因此被称为“意识之门”。它依据信息对躯体的重要性，筛选决定哪些信息可以抵达大脑皮质，也能让我们免于同时处理过多信息而感到疲惫。

“突破一切到达彼岸”*（Break On Through To The Other Side）

有些毒品能引起意识扩张，也是因为丘脑。直至最近，有研究显示，麦角酸二乙胺（LSD）、麦司卡林或赛洛西宾等致幻物质可以干扰丘脑的“守门人”功能。药物起作用就是因为丘脑的功能改变了。作家奥尔德斯·赫胥黎早在他 1954 年的作品《知觉之门》（*The Doors to Perception*）中，就描述了他接触致幻物质的经历。大门乐队（The Doors）的名字就是从书名而来，众所周知，他们对致幻物质的态度可以说是大门常开。

*. 大门乐队演唱的歌曲。

嗅觉信息的处理途径则不同。虽然会和丘脑发生些许连接，但大部分气味信息仍直接传导至大脑皮质的边缘系统。气味信息可以不受丘脑控制，不经过滤进入意识。这一点或许可以解释，为什么气味能引起十分强烈的联想和感受。

区分嗅觉和其他感觉的最后一点，也与缺少丘脑连接有关：几乎所有的感觉刺激都能把我们叫醒。我们对着一个睡着的人喊叫，他听见了会醒来。如果有人摇晃他或是用灯光照射他，他会醒来，向他的舌尖上滴盐水也能让他醒过来，只有气味刺激达不到（快速）叫醒的效果。一般情况下并无大碍，除了一种情况：睡觉时，我们不太闻得到烟味，只有在烟雾变得特别强烈，刺激得鼻腔、咽喉发痒时我们才会醒，这个时候就太晚了。睡觉时嗅觉是不工作的，所以需要一个报警器。警铃响起，我们被声音叫醒才能转危为安。如果烟雾报警器失灵，我们很可能会因为吸入烟雾过多而窒息或是找不到安全出口。一定要记得定期检查家中的烟雾报警器是否正常工作，也要弄明白我们的嗅觉是如何工作的。

日常小互动

哪些气味会给你带来非常积极或异常消极的感受？出现这种感受的原因是什么？和你的过去有关系吗？可以仔细回忆下背后的故事，和身边的人聊一聊，哪些气味会使你产生普鲁斯特效应呢？

第3章　空气里弥漫着气味：好闻和难闻的气味

本章将介绍：

- 为什么有的气味闻起来舒服，有的闻起来难受。
- 有些制造香水的基底稀释前异常难闻。
- 我们的期待会影响对气味的感受。

不同的国家，不同的气味

去陌生国家旅行就像开始一场冒险。我们要先适应完全陌生的气候，可能沟通有困难，食物也和家乡不同。如果你到了意大利，却没有去一家正宗的比萨店，那这趟旅程可能是不完整的；只有咬下一口美式汉堡才真正感觉自己到了美国；在日本没吃寿司，也不能算是真的去了日本。虽然比萨、汉堡和寿司已经遍布各处，但还是只有在食物起源地尝到的味道最正宗。

有些食物的味道接受度就没那么高，如榴梿。榴梿有个美名，是“水果之王”，它在东南亚非常受欢迎。榴梿始于印度尼西亚和马来西亚，发展至今，东南亚各国及其他热带国家都有种植。这种水果外表看起来就像颗长满刺的椰子，内里果肉却出乎意料得软。打开榴梿有些费力，但只有费力才能吃到藏在壳下金黄色、奶油口感的果肉！它有一点令人着迷，就是刚接触它的人可能无法接受它的臭味。榴梿因为气味独特，有个别称为麝香猫果。我个人觉得它闻起来像肥料。在新加坡，榴梿不允许被带上地铁。即便如此也阻挡不了大家对它的喜爱。现在，在西方国家也能见到榴梿，主要集中在有较多东南亚背景人群的城市。有一次，一位同事的中国妻子递给我一盘榴梿果肉。我带着怀疑又消遣的心态，出于好奇先吃了几口，又出于礼貌才把它吃完。可惜，我没有成为榴梿的朋友。

要尝试风味独特的菜式，不一定要去东南亚旅行。在我看来，北欧地区也有不少黑暗系的精美佳肴。瑞典有一个传统食物，鲱鱼罐头。从波罗的海里打捞起来的鲱鱼，浸入盐水中发酵。在发酵过程结束前，把鲱鱼和盐水封入罐头。持续的发酵产生气体，使罐头容器膨胀。小时候母亲教我，罐头膨胀说明里面食物坏了。这一点明显不适用于鲱鱼罐头，毕竟它从头至尾都是“臭气熏天”，让人无从辨别。

几年前我在斯德哥尔摩待过一阵。从瑞典回南蒂罗尔看望母亲时，我给她带了一罐从超市里买的鲱鱼罐头。刚开始她知道我带来了瑞典特产，非常高兴。接着听我说起鲱鱼的“美名”，她就严令禁止我在家或是在家附近打开罐头了。巧的是，弟弟当时正要办一个烧烤聚会，而且邀请了我。于是我带着这份“聚会神器”，欣然赴约。就在所有人入座后，我和堂弟溜到了屋后，小心翼翼地准备开罐。但是我们忘了罐头里的压力，刚用开罐器钻了个小洞，一撮盐水飞蹿而出，差点溅到我俩。

一股无法忍受的恶臭就此散发出来。气味无法描述，只能用近乎死亡来类比了。毫不掩饰地说，和完全封闭的下水道没有两样。过了好一会，终于看到了罐头里鲱鱼的真面目：一些不能辨认的碎块漂浮在灰棕色汁水里。从里面时不时飘出一阵瘟疫般的臭味，简直无法忍受，可是吃起来味道却没有我想象得那么可怕。说实话，尝起来就像是发酵成熟的奶酪，当然要费力克服那股无法忽视的气味。然而，我和鲱鱼的故事并没有到此结束。鲱鱼到了胃里还在发酵，接下来的 24 小时，我总要打嗝排气，那是充满了鲱鱼臭味的嗝。隔天早上我去买面包时，突然想打嗝。我飞速结账跑离了面包坊。留下店里的顾客在纳闷臭味究竟是哪里来的。

榴梿和鲱鱼罐头作为食物，还是比较少见的。有些食物在我们这里虽然更常见，但在其他文化里也会略显小众，如奶酪。奶酪其实就是酸味的凝乳或者腐坏的牛奶做成的。谁要是夏天把奶酪忘在了车里，肯定忘不了隔天车里难闻的味道。在我们（德国，即指欧洲）这儿，大家都爱吃且愿意花钱买法国的卡芒贝尔、瑞士的阿彭策尔等奶酪。在那些奶制品并不盛行或者不吃奶制品的文化地区，就很难接受奶酪的味道。随着现在全球商品流通，情况已经有所变化。且不得不说，几年前在日本几乎找不到香浓的优质奶酪。

我们暴露在某种气味中的程度会影响我们的偏好。随着时间增长，我们逐渐会习惯并喜欢上新的气味。但这是一个需要付出的过程，至少刚开始是。和教会孩子尝试一道新的菜式类似，每个经历过的人都知道其中不易。这就是新奇恐惧症，第 1 章中有提及，正像俗语说的“不明来源不下嘴”（德语原文表述为“Was der Bauer nicht kennt，frisst er nicht”，意为“农民不吃他不认识的食物”。）这种反应对一个物种的生存至关重要，只有在过去被验证了安全的食物才可食用。在当今这个食物供给过剩的时代，我们更加注重饮食均衡多样，这时对新食物的恐惧并非十分必要了，对家长来说甚至有点头疼。

除了新食物，孩子们对西蓝花、菠菜也比较抗拒，因为它们尝起来有苦味；还有蘑菇，因为它的口感不好。不过慢慢、持续地接触和习惯，总能让食物被接受。接受新的、口味不好的食物对成年人则容易不少，因为大人知道芹菜汁健康、洋蓟富含 B 族维生素。孩子们还不擅长用好处说服自己。

为什么有些气味让人喜欢，有些气味让人讨厌

我们对气味的感觉，是喜欢还是讨厌，闻起来是香还是臭，到底是由什么决定的呢？一般来说决定因素有 4 种：化学组成、浓度、（人的）期待值、（人）与气味的关联经历。

化学构成

这点最简单易懂。含硫元素的化合物常带臭鸡蛋味。含苯环的化合物闻起来更舒适，常带花香或果香。

浓度是关键

化学构成很重要，但不能决定全部。现实中常常是浓度过高的气味会令人不适，如电梯里一位刚刚喷完香水的人和持续燃烧的香薰蜡烛。香水和蜡烛的香气本是美妙的，浓度过高却会变得难闻、刺鼻和反胃。其实反过来同理，不少物质本身气味难以言喻，浓度降低就能变得好闻、喜人。香水调香也利用了这一点。

调香师工作时必须通过混合物质实现三种层次。头香，通常使用极易挥发的香料，一打开盖子就能散发香气。中香，在顶部香调消散后出现，大多时候使用各种果香香料。基香，使用香气深沉且持久的香料。基香常使用动物香，其本身味道并不怡人。例如，龙涎香是抹香鲸肠道内无法消化的食物残渣，有的抹香鲸会把它吐出来，有的通过肠道排出体外。龙涎香块可达数公斤，能在海上打捞到。龙涎香呈蜡状，散发着令人讨厌的泥浆和海水味，稀释后用在香水里，能散发出干燥的木质香和烟熏气。现在它已被龙涎香烷等化学合成物取代。例如，麝香是麝科动物的分泌物，它们主要分布在亚洲地区的山区。天然麝香取自雄性麝科动物的香囊，位于腹部和生殖器之间，再经干燥获得。发情期时，麝香起到性唤起和性吸引的作用，对人也能产生类似效果。未稀释前，它闻起来是泥巴和野生动物的气味，稀释后能带来一丝甜味。

有些猫科动物也能分泌带香物质。雄性麝猫的肛周腺能分泌一种浓稠物质，用来标记领土。该物质被称为麝猫香，有难闻的腐臭味。稀释后可以用于调香，会散发出令人愉悦的皮革味、麝香味。海狸香由海狸分泌，有莓果味，高度稀释后可以用于调配香水，还能作为食品中的天然香味剂。

这些香气从古至今一直被认为有催情的作用，且价格昂贵。现在出于保护动物的原因，基本都被化学合成物质替代了。上文提到的几种香正是浓度影响气味的例证。如果浓度过高，几乎每种味道都会发臭；只要稀释到位，臭味也能变香。

心理因素之期待值

对气味的感受不单靠化学构成和浓度。我们自身对气味的心理期待也会有影响。心理学显示，对气味的感受会随心理期待变化。我和我的研究团队就此对大学生开展了一项研究。第一阶段，我们准备了松油、刺柏、葛缕子、干酪等几种有气味的物质，并对每种气味做了积极和消极的两种描述。如干酪，具有“帕马森干酪的香气”，又令人感到“恶心”；葛缕子，像“印度菜肴”，又像“脏兮兮的衣物”。研究的第一阶段，我们请学生判断这些描述是否合适。受试者的反应验证了我们的描述：他们认为“富有香气”和“让人恶心”这两种描述都适用于干酪。

第二阶段，我们要研究人对气味的感受阈值，并把这个目的告知了50名受试者。目的是想避免他们过于聚焦在描述气味本身。实验进行中，我们会对受试者说：“请告诉我你是否闻到了帕马森干酪的味道。”接着，我们打开机器释放一股气体，该气体含有或不含有干酪味。在确认所有受试者的嗅觉正常，能闻到干酪味后，我们会接着问道，就像是随口一问，他们对刚闻到的气味的感受，是否觉得舒适，是否觉得被勾起食欲。我们的初始问题就把这股味道设置为帕马森干酪味。受试者已经建立起了心理期待，他们表示认为气味怡人，令人非常有食欲。之后，我们在实验里提供一模一样的气味物质，请他们告知是不是闻到了恶心的味道，受试者会觉得气味难以接受，十分恶心。在其他气味物质的测试中我们得到了相同的结果。

实验结束后，我们请受试者描述令他们感到舒适的气味有多少种。大部分人都没注意到，同一种气味出现了两次，也没意识到他们一次给了积极评价，一次给了消极评价。我们解释后，他们仍然难以置信。这已经解释了心理期待对气味感受的影响和作用。其实我们可以自己想象一下，闻柠檬的时候，有人告诉我这是柠檬香，我会觉得味道比听到是柠檬醛更好闻。如果有人说这是 3,7– 二甲基 –2,6– 辛二烯醛，我可能还会躲避，觉得这是有害的化学物质。其实，这三种描述都是指同一种物质：柠檬香由柠檬醛散发，柠檬醛的化学名是 3,7– 二甲基 –2,6– 辛二烯醛。

我在自己身上也发现了这种心理效应带来的影响。实验开展期间，我每天骑自行车往返，路上会经过一个回收站。当时是夏天，每次路过能闻见带点甜味的腐坏气息。有时味道很重，我总觉得肯定是腐败的生物垃圾，不过没有追究根源。有个周五晚上，我去朋友家烧烤，尝到了特别好喝的啤酒。当时就问这酒产自哪家酒厂。朋友说离我家不远，就在回收站边上。我突然明白过来，骑车闻到的那股臭味原来不是因为回收站里有垃圾，而是来自一旁的酿酒厂！那也不是堆肥，而是发酵的小麦！之前我路过回收站时，都是努力闭气，现在倒要好好闻闻，尤其是在回家路上，那股味道是我下班后啤酒的预热。

好或坏的关联经历

我们还需要第四个因素来解释对气味的感受。如果吃了某种食物后导致身体不适，我们会记住诱因——食物。不论在此之前我们有多喜欢这种食物，现在仅是它的气味就让人难以接受。在这种强关联的条件下，该食物的气味已经和恶心反胃的反应离不开了。反之亦然，如果气味关联了一段积极美好的体验，我们会觉得它越发怡人。这种现象同样适用于其他场景。工厂里日常要排出各种废气，相比居住在工厂附近的居民，在工厂工作的工人们对废气气味不那么反感，因为这是他们日常工作产生的，是他们的谋生手段。其他居民则会觉得废气危险、有害健康，所以容易讨厌它。

关联经历再次佐证，心理状态能影响嗅觉。我们对周遭环境气味的影响微乎其微，但我们可以调整自己的

大脑感觉不适

大脑是如何做出“舒适”“难受”的判断呢？能对令人特别愉快的气味或其他感受做出反应的，其实不是特定的受体，而是脑内某些区域：一个是前文提到的杏仁核，它调节哺乳动物的恐惧条件反射和负面情绪；另一个是扣带回，我们面对消极感受，如疼痛、不适画面时，就能激活扣带回。在对气味做出负面评价时，脑内的主要活跃区域就是杏仁核和扣带回。

心态。心态变了，对气味的感受也会变。我们可以主动做积极的心理设定，这样能更容易体验到舒适的气味。就像去异国旅行时，对异国饮食抱着积极尝试的心态，尝到的食物、闻到的气味会变香变美，增加了不少旅行乐趣，何乐不为呢？

日常小互动

在下一次度假旅行中，至少尝试两种你之前从未尝试过的东西，越特别越好。去辨别它们的气味，有哪些是熟悉的？哪些是陌生的？有没有让你觉得特别不适的气味？试着先积极预设，然后在心情不错或特别好的时候去闻它。虽然这个小实验很难坚持下去，但只要几周的努力，说不定你会发现你对该气味的态度有了变化呢？

第 4 章　体味：不可混淆和不可替代（唯一性和独特性）

本章将介绍：

- 我们的体味就像指纹一样独一无二。
- 影响体味的因素。
- 新生儿的味道。

婴儿的嗅觉能促进情感链接

孩子的诞生，尤其是第一胎，对父母意义重大，能让他们的生活在几天之内发生翻天的变化。眼前突然多了一个人类幼崽，需要父母的全部关注。首先是不得不改变睡眠节奏。父母的睡觉时间不再依据他们何时想睡，而要看他们何时能睡。这时父母与孩子之间的互动还颇受限制。不睡觉时，婴儿在喝奶；又不睡觉又不喝奶时，要给婴儿换尿布。只有少数时刻，婴儿才会真正与父母和环境产生交流。即便如此，大多数年轻父母都说孩子的到来是他们人生中最美好的体验，孩子是他们生命中最重要的人。所以他们对孩子悉心照料，即便自己的生活质量大打折扣也甘之如饴。从延续种族生存能力来看，父母与孩子之间的链接建立得越早、越紧密越好。和其他大多哺乳动物不同，人类幼崽出生时几乎没有自主生存能力。从出生到进食、行走、沟通，都要花上数月，甚至数年的时间。所以在进化过程中衍生了各种能促进父母——主要是母亲与新生儿间链接的机制，而且这种链接是相互的。

新生儿首要关注的是他的食物和安全来源，即母亲。年纪稍长的孩子和成年人如果要知道一个人是谁，最直观的方式就通过眼睛去辨别。尽管有些人觉得自己脸盲，但人其实很擅长面部识别。我们可以从一群人中迅速看到要好的朋友或母亲的脸庞。婴儿却不能依靠视觉。它们通常都远视、无法辨别颜色，还有点斜视。视觉在出生后逐渐发育，直到可以注册入学的 6 岁才能发育完全。要是成年人俯身看婴儿，在婴儿眼里只是一团黑影在眼前晃来晃去。

相比视觉，其他感官发育的速度会更快，如听觉。虽然要长至几岁才能理解语言，但婴儿的听力从小就很好。他们的大脑对陌生的声音和口音反应不同，意味着他们已经可以区分方言和语言，可以根据声音辨别不同的人。所以婴儿对母亲和其他女性的声音反应会有不同。母亲的声音对婴儿有安抚作用。再如嗅觉，还在母亲腹中时，胎儿嗅觉黏膜的神经细胞就和羊水中的各种物质持续接触。这些物质又是自己母亲独有的，胎儿于是熟悉了母亲的气味。出生之后，母亲又哺乳又抱孩子，这些肢体接触进一步强化了和孩子间的气味链接。大家都认同的一个说法就是母亲的气息能够让孩子平静下来。可能不少父亲都有类似的经历，如果母亲不在场，安抚哭闹的婴儿最有效的办法就是用一件母亲穿过的衣服。

还在腹中时，胎儿熟悉的不只是母亲的身体气味。羊水成分是会受孕妇饮食影响的。如果吃了葱，一部分葱（带气味的葱辣素）会通过胎盘进入羊水，与胎儿接触。胎儿熟悉后，会形成自己的气味偏好。分娩之后，乳汁也会因饮食改变产生类似的影响。怀孕时如果吃很多胡萝卜，孩子会喜欢吃胡萝卜糊；如果吃很多茴香，孩子就容易喜欢吃茴香辅食。这说明人早在胎儿时期就能感受和区分气味和香味了。气味偏好可以在很早就形成。我们常建议在整个孕期都要保持健康的饮食习惯，这不仅对孕妇的身体很重要，还能影响孩子以后的偏好。

我们每个人独特的体味是怎么形成的

每个人身上都有独一无二的气味。主要决定因素是我们的顶泌汗腺（即大汗腺），分布在腋窝、肛周区等。大汗腺和背部、脸部、手部的汗腺不同。它们主要作用是通过排汗来实现调节体温和电解质平衡的目的。大汗腺的分泌物是气味物质的混合物，这种混合物影响了我们的体味。每个人的体味都是独特的，仅偶在同卵双胞胎身上可见体味一致。

此外，体味也和饮食有关，容易受香料的影响，如咖喱、大葱。大汗腺的分泌物会在皮肤上被细菌分解，

警方办案利用体味

已知每个人的体味有独特性之后，警方在办案时也利用这一点来甄别嫌疑人。在刑侦学，专门研究体味的领域称为气味学。指纹采集后可以拍照复制，气味样本虽然可以保存（东德时期的史塔西就建立了一个反对者的体味数据库），但还没有技术能实现完全复制。尽管如此，我们已经知道可以借助什么力量去辨别、对比体味，那就是狗，警方会训练专门的警犬辨别体味。他们将嫌疑人的气味样本和犯罪现场采集的气味样本给警犬闻。如果警犬吠叫，说明嫌疑人的气味出现在现场过。匈牙利的气味学研究十分领先，警犬都训练有素，其反应足以用在法庭作为证据。

产生气味。可以说体味更多是分泌物被细菌分解后的产物。

我们的体味：不完美、可变化，却独特

虽然我们的嗅觉不如狗那般灵敏，但也能闻出自己和别人身上的味道。什么味道可接受、什么味道很难闻，取决于生活地区，或者说文化环境。在欧洲，大家对闻到的汗味还持可接受态度，北美地区就严格得多。不过在今天的西方社会，还是以不漏体味为好。这时我们的身体气味被赋予了社会作用：直白些就是哪些人可闻、哪些人不可闻。早前，大家还能接受他人的体味。例如，拿破仑特地写信给约瑟芬皇后，让她不要洗澡，因为自己三天后就要回到她身边。今天的社会，大家都勤洗身体，最大限度降低自己的体味。我们用止汗剂减少排汗，用香水、须后水、香体剂等去遮盖体味。不仅如此，我们洗衣晾晒，用的洗涤剂、柔顺剂里也添加了香氛，就为了不让别人闻到自己的味道。

尽管我们有种种办法，但离完全掩盖气味的目的总差了一些。我们长期与自己的体味相处，已经熟悉到闻若无物，只有气味特别强烈时才会注意到。好比化妆，

化妆不能改变我们脸的本来面目，但可以突出强调优势部位，遮掩弱化小缺点。也利用香水调节体味：我想闻起来男性化、女性化一些，偏涩或偏甜，想要松树调或者茉莉花香调。香水可以为你增加一丝别样调性，但不应过浓以至于覆盖体味。有的人香水习惯喷得过多，周身都充满浓浓的香味。就和体味一样，他们也会逐渐对高浓度的香味习以为常。

有的疾病也能改变体味。极端的例子如三甲胺尿症，又被称为鱼味综合征。这是罕见的先天性代谢疾病，人体自身的 FMO3 酶（黄素单加氧酶 3）不能正常工作，导致患者的尿液、汗液和呼出的气体闻起来有鱼的味道。长期下来，患者的体味也会改变。该气味可以通过合理的饮食与服药减轻。还有一种较常见的疾病也会引发体味变化，慢性肾功能不全患者出现肾功能紊乱时人体代谢物只能排出部分或无法排出体外。结果，尿酸、尿素和肌酐等尿液中的物质积聚，进入血液。健康人尿液的气味就是由这几种物质而来，它们通过血液扩散至患者的其他身体组织。而患者排汗时又会排出这些物质，于是，在慢性肾功能不全患者的晚期，患者身上会因为这些物质带有尿液的味道。糖尿病患者由于缺乏胰岛素，其身体能利用的血糖非常有限。身体为了获取能量会分解脂肪，产生酮体，进而积聚在血液中，它一方面会降低血液的 pH，这一点对身体十分有害；另一方面它可以通过呼吸排出体外，含有酮体的气体带有典型的类似丙酮的果味，就像卸甲油。其他如细菌性扁桃体炎或阴道炎等传染病也会导致典型的气味。

大多数带有气味的疾病已为人所知。我们还从其他哺乳动物的研究中发现，体味也能反应个体的健康状况。新的研究表明，人类也是如此。如果我们得了感冒或是流感，发病的前几个小时，我们的体味其实就有变化了。一个高热患者的房间闻起来都和平时不一样。患者的体味不仅闻起来异常，还影响我们对环境的感知。例如，如果身边充满患者的气息，照片上的人看起来都不那么美丽了。从进化角度看，这个机制其实是有利的，会让我们主动远离患者，是避免自己感染的最好方式，长期下来有助于提高个体乃至整个群体的生存机会。

除了疾病，激素也影响我们的体味。感受到恐惧时，我们的汗液组成会发生改变（常说的冒冷汗）。同伴闻到这种气味后，也会感到害怕。科学家做过一个实验，让受试者闻着跳伞运动员的汗液味同时看恐怖电影，受试者会觉得恐怖电影变得可怕许多。想必所有教授都知道考试的教室里学生身上散发的味道。青少年，尤其是男孩子，进入青春期后体味发生变化，父母都清楚这时要给孩子制订更加严格的卫生要求了。

激素和嗅觉

激素不仅能改变体味，还能影响嗅觉。年轻男性对男性汗液更不敏感：青春期前的男孩和女孩在闻出男性汗味时的反应程度没有任何不同，处于青春期的男孩却很难闻出来。

月经期，嗅觉也会受影响。相较于其他阶段，女性处于排卵期时，会觉得男性汗液没有那么难闻。避孕药里的激素同理。这里还有一些趣闻。有些女性努力备孕时，停用了避孕药，觉得伴侣体味难忍，于是又打消了想要怀孕的念头。

婴儿的体味香甜

有些气味有警示作用，提示我们保持距离。有没有体味能拉近人之间的距离呢？体味能帮助建立两人之间的连接吗？这样的连接对人与人的交往至关重要，尤其对新生儿。新生儿完全依赖于他人的照顾，它与母亲的紧密连接，有可能通过气味建立吗？

我们进行了一项实验来研究这个问题。团队中有来自瑞典、德国、法国和加拿大的科学家。但研究重点并不是婴儿体味如何影响其与亲生母亲的联系，而是在普遍情况下对情感连接的促进作用。首先我们要获取足够的婴儿体味样本。我们先去了婴儿房，询问父母能不能给出生两天内的孩子们穿上特制的睡衣。实验开始前，睡衣经过无味的中性洗涤剂清洗，确保衣物不带杂味。婴儿穿过 2 天后，会在衣服上留下体味。接着我们把睡衣冻在 –80℃的环境，以保存衣物上的味道。

接着就是寻找年轻母亲做受试者了。我们想了解年轻母体的大脑如何处理婴儿的体味，而且要确保受试者都是第一次做母亲，怀孕和分娩期间都没有并发症。在这样的筛选条件下，我们找到了15 位年轻母亲参与实验，她们都刚分娩完几周；另外 15 名尚未生育的年轻女性做对照组。

实验开始前一小时，我们解冻了睡衣。我们准备好 MR 扫描仪，以便随时观察受试者大脑对嗅觉刺激的反应。实验中需确保，年轻母亲们闻的不是自己孩子而是其他孩子的味道；每位母亲都要闻好几件睡衣。首先，我们评估受试者对气味的评价是否存在差异，发现母亲组和对照组的评价都很相似——气味微弱和令人愉快。接下来是评估 MR 扫描结果。结果令人惊讶：两组受试者的大脑都没有表现出正常情况下接收到气味刺激的激活状态。这很奇怪，因为气味虽然淡，但仍能清晰地闻见。于是我们转向搜索大脑其他区域，果然有发现，即大脑的奖赏中枢被激活了。母亲组的激活程度远高于对照组。奖赏中枢一般不直接由感觉刺激激活，而是其他类型的刺激，如饥肠辘辘后终于可以进食了；饥渴难忍后终于可以饮水了。瘾君子们嗑药时，或者性行为，激活的也是奖赏中枢。

实验结果很清晰。新生儿的体味能刺激年轻女性的奖赏中枢，这一点在年轻母亲身上尤为明显。对女性来说，特别是母亲，闻一闻小孩的气味对身心有益。这种作用不受小孩身份的限制，自己的小孩或是别人的小孩都可以。这种机制能促使婴儿与女性，尤其与身为自己母亲的女性建立联系，对于种族延续十分重要。当然，还有很多其他因素影响着母子连接。遗憾的是，我们的实验没有请父亲或是无子男性参加。但这个机制已足够解释，为什么父母因为孩子带来的压力感到痛苦的同时还能感到幸福。孩子的气味就像毒品一样作用于他们的大脑，父母会越来越喜欢，也越来越想闻见孩子的气味。我们也可以反过来看：大脑的奖赏中枢进化至今，是为了让人被食物、水、性和后代吸引，而不是药物。虽然药物也能有同样的刺激作用。

研究结束后，我把结果告诉了母亲。我提到婴儿的体味对母亲就像毒品一样上瘾，能促使建立母亲与子女之间的联系。母亲笑着答道，她一直都觉得宝宝身上有鸡汤的香味。

日常小互动

请准备所有家庭成员穿过的 T 恤，做个小实验。谁能最快认出衣服的主人？

你想念你的伴侣或孩子吗？如果他们长时间离家，你会睡不好吗？下次可以试着把他们的 T 恤带上床，被熟悉的味道包裹着也许有助于改善你的睡眠。

第5章　信息素：是科学还是玄学

本章将介绍：

- 信息素是什么，它如何起作用。
- 哪些动物常用信息素交流。
- 人也有信息素吗。

大多数能引起体味变化的疾病，都是因为身体内某种物质进入了汗液从而影响身体气味。反过来想想，汗液里有没有某些物质能让人体味变“香”，提高人的吸引力呢？这很容易让人联想到动物身上的信息素。我们对动物的信息素做了比较透彻的描述和研究，但对人类信息素仍知之甚少。其实信息素也是通过挥发性物质起作用，这些物质由化学感受器接收，下文中会展开讲述。信息素究竟是什么呢？

信息素

根据20世纪50年代的经典定义，信息素是一种单分子物质，即单一结构的化合物。信息素由某一个体分泌至体外，释放到环境中后被同物种的另一个体接收。这时，后者能表现出某种特定反应，可能是模式化的行为或者生理变化。可以把信息素看成激素，它不作用在自己身上，是影响同物种的其他个体的激素。

动物世界的信息素

信息素的英文表述为“pheromon”，由“pherien”（古希腊语，意为“带有”）和hormon（意为“激素”）组合而来。第一个被破译的信息素是蚕蛾醇，时间是1959年。该信息素由雌性蚕蛾分泌。它的幼虫可以吐丝，用于制作丝绸。雄性蚕蛾可以感知到极微量的蚕蛾醇，变得兴奋并改变飞行方向，向雌蚕蛾移动。这对繁衍后代十分重要，因为雌蚕蛾与雄蚕蛾往往离得很远。

慢慢地，越来越多的信息素被发现，而且不是所有信息素都是性诱剂。其中大部分都是由昆虫分泌的。这些已知的信息素可以分为两类。一类是释放体信息素，会触发受体的行为。除作为性诱剂外，还包括聚集信息素和分散信息素。这两种信息素可以引起同物种不同个体典型的空间行为，如它们面临灭绝时，会分泌聚集信息素，将同类聚在一起捍卫集体生存。分散信息素的发出会起到驱赶同类的作用，以避免过度聚集，或保护自己的领地。示踪信息素可以标记路径，蚂蚁们就会这么做。蜜蜂们也会分泌聚集信息素，召集伙伴采蜜。

另一类是引体信息素。这类信息素不会在短期内影响或改变受体的行为，却会对受体的激素平衡产生长期影响。例如，蜜蜂，蜂王能分泌一种羰癸酸，即"蜂王物质"，能抑制工蜂卵巢的发育，阻止工蜂另育新的蜂王。如果蜂王死了，停止分泌"蜂王物质"，工蜂中就会诞生一个新的蜂王，由她来分泌"蜂王物质"。"蜂王物质"不会影响负责劳作和育雏的蜜蜂之间的信息交换，因为那是由其他信息素控制的。

别看昆虫世界信息素这么普遍，哺乳动物的信息素却要少得多。但不至于完全没有。科学家在2003年发现了野兔分泌的信息素。野兔幼崽出生后还待在洞里时，兔妈妈整日在外觅食。在开始的两周里，它每天仅回窝四五分钟给幼崽哺乳。幼兔日后的生存能力就看在这短短的时间内能不能喝足奶了。刚出生的兔子由于视网膜发育不全，是闭着眼睛的，它看不见，所以要找到办法快速准确定位母兔的乳头。研究发现，兔奶中有一种信息素能为幼兔起到“导航”作用。科学家把兔奶中的物质逐个分离出来，当提取了“奶头信息素”（tiglinaldehyd）时，幼兔竟对着设备做出吮吸行为。这个机制符合信息素的定义：“奶头信息素”是一种单分子物质，由母兔，即同物种的一个个体，通过乳腺分泌的兔奶传递。新生儿，同物种的另一个个体，接收该物质后，产生了典型行为，也就是吮吸反射。

猪之间也有信息素。雄烯酮是睾酮的分解产物，会聚集在公猪的身体组织中。对处在发情期的母猪而言，雄烯酮可以引起母猪的静立反应，让母猪做好交配准备。人工繁殖中也会利用公猪信息素剂来刺激母猪。和奶头信息素一样，雄烯酮也符合信息素的定义：单分子物质，由公猪个体通过皮肤分泌，能让同物种的母猪个体产生典型行为，即静立反应。

人之间有信息素吗

了解了动物界的信息素，自然而然会关心人类之间是否也有信息素。毕竟不少有性诱剂作用的物质太为人熟知了，它们看起来也符合信息素的定义。上网一搜，更是全网都是信息素。猪的信息素雄烯酮、雄酮（另一种睾酮的分解产物）热度尤其高。更有人放言，只要用一定剂量的信息素香水，就能让所有女人为一个男人倾倒。有意思的是，网上的举例几乎都与性有关，关于如何让男人对女人更有吸引力。雄酮真的能在人身上起作用吗？产品商家们都在追求实现这一目的，事实上也有一些科学研究能支持他们的产品逻辑。

其论证逻辑大概如下。性成熟后，男性睾丸会分泌睾酮。睾酮在体内分解，产物之一为雄酮。雄酮会由分布在腋下、生殖器周围的大汗腺排出，之后挥发至空气中。女性通过空气接收后，其行为会发生改变，变得对分泌雄酮的男性更加开放，认为他更有吸引力，愿意与他发生性行为。所以男性为了提高自己的求偶优势，应该多买信息素剂。事实真的如此吗？

商家宣称，异性恋的女性通过嗅觉接触到雄酮之后，会表现出激素水平变化，变得更专注，会觉得男性照片比平常更有吸引力。这是否证明了信息素对人类的作用呢？乍一听有道理，却经不起推敲。女性激素水平的变化体现在皮质醇增加，这是一种压力性激素。感到压力可不是寻找伴侣的好征兆。当然，如果不考虑压力因素，可以强行解释为在这种激素水平改变的条件下，触发了不明机制，从而引起女性更强的性意愿。可有个问题，就是雄酮的气味难闻，像尿液、久穿未换的运动衫、健身房里封闭的更衣室。

让我们再度回到科学的视角，关注具体路径：男性的睾丸分泌睾酮，睾酮分解为雄酮，可在男性汗液中检测出来。但浓度极低，是纳克级别。而且女性汗液中也检测出了极微量的雄酮。所以雄酮并非男性独有。再者，要达到改变激素水平的效果，雄酮的浓度要达到汗液中浓度的千倍以上，而且最好能直接抹在女性嘴唇上，才勉强能保证会起作用。

而那些能利用信息素的动物们，都有一个关键器官——犁鼻器。

19 世纪初，丹麦战地医生路德维希·雅各布森（Ludwig Jacobson）描述了人类犁鼻器的解剖结构。因此，它又被称为“雅各布森器”。它位于鼻孔后面 1～2 厘米处、鼻中隔上。但不是每个人都有犁鼻器。现在技术发达，可以利用鼻内镜轻松检查犁鼻器是否存在。雅各布森当时还没有内镜，他对犁鼻器的描述是基于对 1807 年

犁鼻器

犁鼻器是鼻中隔上的一个结构，很多脊椎动物都有。鼻中隔的组成部分又包括犁骨，一块位于颅底的骨头。犁骨的拉丁名是*vomer*，犁鼻器常位于犁骨上方，由此得名vomeronasal-organ。它于18世纪在蛇类中发现，后来也在哺乳动物中发现。犁鼻器形状像一条压痕，位于鼻腔前部。哺乳动物的压痕直径约为几毫米，压痕凹槽中分布着带有受体的神经细胞。它们能接收各种化学物质。神经细胞本身由神经与大脑相连，形成次级嗅球结构，即副嗅球。犁鼻器在许多动物中负责接收信息素。信息素物质与受体接触，刺激神经元。刺激再传导至副嗅球，最后引起典型的行为改变或激素变化。

英国袭击哥本哈根中伤者的研究。

犁鼻器是否算是人类器官

我和研究团队对70多名异性恋年轻女性开展研究，关注犁鼻器是否参与了雄酮的作用机制，以验证犁鼻器是否为具有功能的器官或仅是一个解剖结构。首先，我们要探明她们的鼻腔里是否有犁鼻器。所有受试者中约有50名有犁鼻器。经监测，发现两组受试者对雄酮的感受反应几乎没有区别。其次，我们用1平方厘米大小的乳胶遮挡住犁鼻器部位，两组对雄酮的敏感程度也没有减损。这证明犁鼻器并没有参与感受雄酮的过程。这一结果并不出乎意料，因为人类的犁鼻器上没有神经细胞。其与大脑的神经连接仅存在于胎儿期，后面逐渐消失。人的犁鼻器其实就是人类进化的遗留物，不具备任何功能了。可还是有不少人用犁鼻器做文章，试图证明人类之间存在信息素。

排除了犁鼻器的因素，我们继续研究雄酮如何影响大脑。我们利用了成像技术正电子发射断层扫描技术（PET），和磁共振一样，PET 可以监测处于工作状态的大脑。受试者平躺在扫描仪中，我们释放出雄酮，量很微弱，但能清楚地让他们闻见。监测显示，大脑中对嗅觉刺激做出反应的区域被激活了。

同时还出现一个让人惊讶的现象：大脑的另一个区域——下丘脑的激活程度居然更强。下丘脑位于大脑底部的间脑中，连接大脑和垂体。垂体是我们身体激素的控制中心，连接神经系统和内分泌系统，雄酮可以强烈激活下丘脑，是不是意味着它是一种引体信息素，可以干预激素平衡，就像蜜蜂的“蜂王物质”？

于是我们用第二种气味物质——合成檀香设置了对照组。许多男士香水会使用檀香，它能赋予男人“阳刚”

之气。受试者闻到檀香后，其下丘脑表现出了同样的活跃。说明女性感知檀香与雄酮时，会以完全相同的方式刺激其激素系统。原因为何呢？从化学结构看，这是完全不同的两种分子，人体也毫无疑问不能分泌檀香味物质。

测试后，我们询问受试者这两种物质闻起来像什么，他们产生了什么联想。有人说雄酮闻起来像“男朋友的健身包”，檀香像是“我在祖父过世后打扫的壁橱”，总结起来就是像“男性气味”。他们的回答让一个合理解释跃然而出：两种气味呈现的结果相同，不是因为雄酮有什么神秘之处，而是因为它们都是“男性气味”，这是“男性气味”对异性恋女性大脑的普遍影响。与男性关联的气味会影响女性的激素系统，这下容易理解多了。其他关于雄酮的研究也显示出类似效果：男性体味会让女性感到压力，但最后能使她们觉得男性的脸更具吸引力。

男性气味的吸引效果也要取决于性取向。实验表明，男性气味可以影响异性恋女性、同性恋男性，对同性恋女性和异性恋男性却没有作用。另一种物质，即雌四烯醇，也能起到类似的效果。雌四烯醇是雌酮的分解产物。

我们还没研究过它，但花香调的女性化香水也许就是利用雌四烯醇。

综合看来，雄酮及其类似物质不能称得上是人类的信息素。它们量极少，不能引起具体的特定反应，且气味不佳。人类的犁鼻器也不具功能，这并不是否定以后发现人类信息素的可能性，但要找到真的符合信息素定义且能引发特定行为的物质，可能性微乎其微。我们的感受、行为都受大脑调节控制，其容量比其他动物的大脑大很多。人也不是机器，不是按下按钮、接收物质后就能做出完全相同的反应。但也许，有的挥发性物质能对所有人起到相似的影响，和气味物质不同，毕竟我们对气味的反应都很个性化。动物犁鼻器上的受体其实人类也有，只不过它们分布在嗅觉黏膜上。

虽然我们还没找到类似信息素的物质，但还是可以通过体味影响潜在的性伴侣。前文提过，男性体味会影响异性恋女性和同性恋男性。反之女性体味亦然。但每个人偏好的气味有所不同。不存在所谓的“阿尔法男性”，其气味可以招来所有女性的喜爱。吸引每个人的气味都不一样。要想汗液味道不至于过重，就要保持洁净卫生，或者再喷点香水调和。请牢记，没有一款男性香水能让女性趋之若鹜。如果有人真想动这个脑子，不如把买“奇迹性吸引素”的钱花在鲜花上，至少鲜花香气怡人。

日常小互动

准备一件伴侣和普通同性朋友的 T 恤。告诉他们你要用衣服做实验。闻闻这两件 T 恤，哪一件的味道更舒适、更吸引你？你感受如何？再去闻闻新生儿，你感受又如何？

小提示：最好是朋友刚生的小孩，不要直接去医院的婴儿房哦。

第6章　嗅觉和味觉：感受美食的最佳组合

本章将介绍：

- 为什么嗅觉和味觉容易混淆。
- 气味物质从口腔经过咽喉抵达鼻腔。
- 嗅觉失灵最容易在进食时被发现。

嗅觉和味觉常常容易混为一谈，实际上这是完全不同的两种感觉。为了区分两者，我们暂时放下嗅觉，转而梳理味觉的作用原理，了解我们是如何感受味道的。先做个剧透：嗅觉是感受味道的关键。

每个人都有过类似的经历，早晨醒来头很疼，疲惫得不想起床。夜里常常醒来，早上睡不醒。嗓子发痒难受，不得不用口呼吸，因为鼻塞了。这时候只想躺在床上，因为这些都是感冒的症状。可能是地铁、公交、办公室里哪个人对着你打喷嚏，传染给你了。条件允许的话，感冒期间最好在家中休养，喝碗鸡汤或者胡椒薄荷茶。对抗感冒最好的办法就是多休息、多喝水。这时，食物不仅不好吃，甚至索然无味，吃起来和纸皮一样。是感冒让味蕾失效了吗？

如果我们仔细分辨，能区分出大体是甜是咸，只是不能感受更多的细分层次了。如菠萝和苹果，两者都是甜中带点酸，口感也有些类似。闭上眼睛，你会觉得两者味道相似。尽管如此，不感冒时我们还是可以轻易区分它们的，感冒时就不一样了，菠萝和苹果吃起来都一样寡淡。

有一个办法能让不感冒时也实现这个效果：捏住鼻子！这样感受到的味道就会淡很多，是一个让小孩吃药的好办法。

鼻子和味觉的联系由此显而易见。但不影响舌头作为味觉器官的作用。这么看起来，从层次上看主要有两种味道感知模式：主要味道，是甜是咸是酸；细分味道，不同的酸，如苹果和菠萝，不同的咸，如火腿和萨拉米肠。鼻塞会使品尝细分味道的能力大打折扣。下面我们仔细看看。

我们如何感知味道

味觉是食物和味觉受体之间发生相互作用后产生的，这一过程就发生在味蕾上。味蕾主要分布在舌头的突起物上，即舌乳头。你可以对着镜子仔细观察，不过最直观的办法是给舌头染色，如喝大量的红葡萄酒、吃很多深色浆果或彩色糖果。下次喝酒时，可以将其声明为舌突起试验。酒后就能清楚地看到舌头表面不是光滑的，而是天鹅绒般布满了小突起物。

舌乳头分为四种，丝状乳头负责感知食物的质感，其他三种也根据形状分别称为轮廓乳头、叶状乳头和菌状乳头。味蕾就分布在这三种舌乳头上，要用显微镜才能观察到。进食时，我们先充分咀嚼，食物混合口水后分解，各种味道释放出来，到达味蕾。味蕾上的味觉感受器受到刺激后，产生电信号通过神经传导至大脑——味觉就这么产生了。

舌头可以监测五大类味觉：甜，咸，苦，酸，鲜。我们常说的“辣”其实不是一种味觉，会在下一章节里提到。五味里，甜味容易区分，酸和苦常被混淆，且不分地区和饮食文化，可这两者其实大有不同。

甜

甜是五味中最易区分的味道，很多物质都带甜味。日常中重要的甜味剂有蔗糖。蔗糖由果糖和葡萄糖组成，可由植物光合作用产生，热量高，是补充能量的重要物质。

甜味是判断食物热量高低的一个重要指标。这一点对我们的先人很重要，他们需要尽可能摄入高热量的食物。所以我们对甜味不是很敏感。一般会在它的量超出营养供给所需时，才会明显感觉到。就像为了让咖啡和茶尝起来甜一些，我们会往里面按勺加糖。其他物质也有甜味，如阿斯巴甜或甜菊糖，而且它们的甜味远超蔗糖。只要用少量就可以达到蔗糖的甜度，而且热量很低。

为什么猫咪讨厌巧克力、狗狗会被巧克力害死

由于植物光合作用产生蔗糖，草食动物和杂食动物（如人类等），都能感知糖的甜味。纯肉食动物，如猫不具甜味感受器，巧克力所含蔗糖不能引起甜味，只剩下可可的苦味。狗狗虽然有甜味感受器，能尝到甜味，但巧克力含有可可碱，对狗有毒性。而可可的苦味会被蔗糖的甜味掩盖，如果放任巧克力在狗狗面前不管，狗狗容易摄入过多可可碱而死亡。

甜味的另一个特殊之处在于，它是所有小孩都喜欢的味道。其他味道均或多或少带着警示刺激的意味，只有甜味是在客观提示热量多少。而摄入足够的热量对正处于成长期的孩子尤其重要。

苦

苦味的功能则完全不同。甜味是食物的热量指示剂，苦味则是提示我们食物可能含有毒物质。这些有毒物质（一部分）是由植物产生。其中最厉害的是生物碱，包括咖啡豆的咖啡因、番红花的秋水仙碱、罂粟里的吗啡、烟草植物里的尼古丁、金鸡纳树上的奎宁及数百种其他物质。它们的共同点是具有毒性，植物利用生物碱保护自己免受掠食者的侵害。

这样的自我保护机制必须高度灵敏度才能运转。事实上，我们对苦味的感知比对甜味要灵敏许多。糖要多达数克才能刺激我们的味觉，而苦味物质仅需几克，甚至低至纳克级别。对苦味的高度敏感是有利于物种生存的，孩子们对苦味比成人还要敏感，所以让他们服下苦药十分费力。

随着年龄的增长，苦味也变得不那么可怕。我们喝第一杯啤酒时，肯定觉得不好喝，因为啤酒花是苦的。慢慢我们能把这股苦味和它的作用绑定：酒精让人更放松——先不考虑喝太多会出现宿醉的弊端，于是潜意识里会认为苦味会带来好的影响。慢慢会越来越喜欢它，甚至发展至没有酒精也可接受，如很多人爱喝无醇啤酒。

咖啡因也类似，虽然咖啡很苦，我们终究能被咖啡对人体的积极影响而收买。但是有些人由于遗传原因，对苦味物质尤其敏感，即超级味觉者。他们不喜欢啤酒、咖啡和黑巧克力。

酸

酸味物质的 pH 都偏低，化学构成里有较多游离氢离子。那些名字里带酸的物质，不用说，尝起来也是酸的。它们浓度过高会有腐蚀性。我们能感知酸味就是身体在发出警示，不应该摄入过多的酸性物质。我们对酸味和苦味其实一样敏感。另外，酸味感知还能帮助身体保持稳定的 pH，不变得过酸或过碱。

咸

许多盐类尝起来是咸的，最普遍、重要的就是食盐，化学名是氯化钠。在水溶液中，氯化钠以带正电的钠离子和带负电的氯离子形式存在，两者都是人体内最重要的电解质之一，是维持细胞正常功能的必要物质，感知咸味有助于摄入足量电解质。运动时如果出汗过多，大量电解质流失，身体会发出信号提醒需要摄入咸味食物。这种情况下，我们对含盐物质的敏感性会降低。

咸味和酸味共同维持体内电解质和 pH 平衡。

鲜

本书的“鲜味”用的是日语里的 umami。鲜味是指谷氨酸钠的味道，谷氨酸存在于蛋白质中，这就是为什么在吃肉、乳制品和鱼产品时会感觉到鲜味的原因。鲜味作为五味的一类，由日本人池田菊苗（Kikunae Ikdeda）确立的。他后来创立了“味之素”公司，生产具有鲜味的调味产品（即味精）。

我记得童年时，在旅馆餐桌上，除了有盐和胡椒瓶，还经常放着一个美极（Maggi）调味瓶，能为食物增鲜。鲜味最足的肯定是不经调味的鸡汤。鲜味调料广泛用于东亚美食，如酱油、味噌、豆豉、鱼露等。西餐中也有鲜味浓郁的食物，如帕马森干酪、西红柿、培根、菌类。一个火腿蘑菇比萨简直鲜掉眉毛。有些纯粹主义者和美食家很看重鲜味的来源，是来自培根、凤尾鱼、美极调味汁和酱油，但从生理学的角度来看却没什么区别。长期以来，人们都只认为鲜味是用于增强其他风味的；现在明确了鲜味其实是独立于其他味道的。

十八岁时，我正准备离开父母家，去上大学。母亲在我走之前，教我如何下厨。她教我做意大利面和烩饭、烤土豆，还传授了一个诀窍：烹饪过程中，我要不停地尝味道，如果觉得少了什么，大概率是少了盐。和其他情况一样，母亲的经验总是对的。也说明咸、鲜是可以提味的。

这里不得不提，不管舌头哪个部位，都可以感受这五种味道。和很多人一样，我在小学课本上学到舌尖感知甜味，舌侧感受酸味和咸味，舌根感受苦味，那时候老师还不知道鲜味呢。甚至还有对应的“舌头地图”。只是它不完全正确，好在它不是什么神话，只需简单验证就能知真假。

在舌尖上放一些糖或盐粒或少许柠檬汁。之后，在舌头边缘放同样的物质。你会发现，舌尖和舌侧都能感受到这三种味道。这个误解源自 20 世纪初。当时，一位美国生理学家误译了德国科研文章。德文原文的意思是“舌头不同部位对几种味道刺激的敏感程度不同”，该表述符合事实，可译文却译成了“舌头不同部位只能感受某一种味道”。这一结论就被无数研究采用，写入一代代课本里。与童话《国王的新衣》一样，没有人去验证真伪。虽然非常简单。

甜、酸、咸、苦、鲜五味是我们所能尝到的所有味道。超出这五种味觉以外的，如香气及细微层次的感知，则要依靠嗅觉。为了更好地理解这一点，我们需要仔细看看鼻子和喉咙的解剖结构。

美味的关联器官：舌头和上腭

站在镜子前，把光打在嘴上。现在顺着光，仔细看看口腔。从舌头开始，能看见舌头天鹅绒般的表面，有许多突起。接着，目光向内走进口腔深处。在那里可以看到小舌（一般指悬雍垂），它是软腭的一部分。紧邻门牙后面的上腭前段，因为黏膜后有骨头支撑，还是硬邦邦的，属于硬腭部分。沿着硬腭往里逐渐变软，因为这里的黏膜后面都是肌肉了，到达了软腭。从小舌之后来到另一个空间，咽腔。这时你握住光源往下照，能看到咽后壁的黏膜。

咽部有四个开口：一个通向口腔，正是我们刚刚光照看到的。一个向上至鼻咽部，连接鼻腔。一个向下通向食道和胃。在通向口腔的开口下端是第四个开口，连接喉部，之后连通气管、支气管和肺。

两条重要的路径在咽部相交：首先，呼吸时的空气要经鼻咽进到喉部，然后抵达肺部，而不是胃部。因此，咽部连接鼻子和喉部的开口须是开放状态。其次，口腔内容物，食物和水，应进入食道而不是喉部、鼻腔。因此，咽部连接鼻腔和喉部的开口须是闭合状态。

吞咽时，软腭关闭上方的鼻咽口。喉盖（会厌软骨）封闭喉口，阻止食物进入气管，因此我们不能同时吞咽和呼吸。其实早在哺乳期，我们就学会了如何正确吞咽，只是需要一些时间。所以母亲在喂母乳时，会看到宝宝呛奶或者奶水从鼻子流出，这说明它还在学习吞咽过程。软腭和喉盖的关闭必须事先协调精准，才能保证之后每天数百次的吞咽无误。

品尝风味的秘诀：鼻后嗅觉

人类是直立行走，所以我们的喉咙很大、很宽敞。吞咽时，舌头把口中的食糜向后推下至咽部。这个方向的改变需要空间，吞咽前，我们咀嚼食物，将其嚼碎，食糜表面积增大。咀嚼过程中，食物里的味道分子溶于唾液，并接触味蕾，于是就尝到了味道。这个味道远比咸、甜要丰富，不可溶于唾液的味道分子挥发至气体里。我们的口腔停止咀嚼后，这些气体无法通过口腔出去，于是向后飘至咽部。

我们再次回到嗅觉：气体从咽部会相对容易地上升至鼻腔。尤其是在进食呼气时、吞咽后，这些含挥发性味道分子的气体从咽部升至鼻腔。不论是否呼气、吞咽，该气体都能从咽部进入鼻子；鼻子前部有开口，气体可以流通循环。所以香味四处飘散，到达鼻腔上部的嗅觉黏膜。黏膜上的嗅觉细胞对几乎所有挥发物质都非常敏感，于是我们就感知到了味道。

因此，我们进食或饮水时，不是只有舌头味蕾上的味觉感受器可以受到刺激，食物中的挥发性成分也会刺激嗅觉黏膜的嗅觉受体。食物还在嘴里时，我们就能闻见味道。正是这种嗅觉感觉帮助我们区分蓝莓酱和覆盆子酱。可以说，我们的鼻子接管了除五种基本味道以外的所有“微妙”口味。虽然很难相信，但是可以用一个小实验来验证。

小熊糖测试

准备一些不同口味的小熊糖或其他种类的糖果。闭上眼睛，避免颜色影响。这时捏住鼻子，拿起一颗小熊糖放进嘴里，慢慢咀嚼。你会尝到甜味，丝丝酸味。但你不能准确判断它是橙子味、樱桃味或菠萝味。等待几秒，再松开鼻子，并集中注意力专注于你的感觉。在鼻子通畅的瞬间，你会感受到除了甜度和酸度以外的香气，好像是感官印象中一个新的维度。鼻子打开时，你会比鼻子闭合时感受到更丰富的味道，这就是嗅觉对味道感知的贡献。

虽然小熊糖的味道很工业化，但它的优点就是可以通过颜色区分味道，但不能还原对应水果种类的口感，口感也是味道感知的一个维度。一个严谨的实验只会设置一个变量，小熊糖实验里的变量就是气味。所以实验的对比要比苹果、梨子更有说服力，因为实验里只能通过气味辨别味道，吃苹果或梨就有气味、口感两个变量了。

虽然捂住鼻子时，从咽部到鼻腔的通道没有受阻，带有味道分子的气体从口中弥漫至咽部，却不能轻易向上抵达鼻腔，因为鼻腔里面已经有空气了。这就是所谓的静区。这意味着气体不会接触嗅黏膜，我们也就无法感知其中的味道。这时，味道感知仅来自味觉。一旦松开鼻子，气体就可以从咽部散至鼻腔，接触嗅觉黏膜。于是，味道感知里又新增了嗅觉维度。有趣的是，我们没有意识到有一部分味道来自嗅觉，反而认为都是口腔中舌头的作用。橙子“尝起来”像橙子，而不是“闻起来”像橙子。事实上，橙子“味道”只有酸甜，只有加上它们的香气才能形成对橙子完整的味道感知。这一点必须借助于嗅觉。

这也解释了感冒时为什么食物都寡淡无味。由于鼻塞，从咽部到鼻腔的气体交换严重受阻。味道分子无法从口腔进入鼻腔接触嗅觉黏膜。进食时，只能感知到五种基础味道，再感受不到食物的香气。从前文中我们已经了解了香气对味道的重要性，没有它们一切食物都变得平淡无味了。所以感冒时，东西不好吃不在于我们尝不出味道，而在于我们闻不见香气。所以如果爱人给我们做了鸡汤，别抱怨味道不好，不是因为他们厨艺不精，而是我们的味道感知部分失灵了。如果忍不住抱怨了，就向他们道个歉吧。

除了感冒，许多其他疾病和症状也会损害嗅觉，包括感染和创伤性脑损伤，如阿尔茨海默病或帕金森病。在很多医院和养老院里，有人抱怨饭菜难吃，也许不是因为厨师技术不好，而是很多人的嗅觉受损或者失灵，闻不见香气。这时是不是也可以给他们道个歉呢？

日常小互动

你可以在用餐时，每试一道新菜就捏住鼻子，你的气味感受有什么变化吗？也可以在品尝红酒时，注意捏住鼻子和松开鼻子前后红酒的味道有什么不同。

第 7 章　三叉神经系统：不被熟知的感官

本章将介绍：

- 第三个化学感觉系统。
- 三叉神经系统是什么。
- 化学感觉如何协同。

前面我们介绍了嗅觉和味觉的关联。嗅觉的重要性体现在香气感知中。其实，还有一个系统在帮我们感知味道的辣度或凉度，它和嗅觉、味觉互补，下文将做仔细介绍。

我从很多年前开始喜欢吃辣。我有很多种从不同国家买的辣椒酱，家中餐桌上除了胡椒、盐，还常年放着一瓶辣椒粉。这瓶辣椒粉是我从蒙特利尔的让塔隆市场（Jean-Talon-Markt）一家特产小店里买的，让塔隆是北美最大的农贸市场。我尤其喜欢墨西哥和印度菜里的辣酱和咖喱肉。当然，不仅是辣椒，我还会常常在晚上用杏仁奶、姜黄粉和姜做一杯黄金拿铁，我喜欢它们在舌尖跳舞的味道。对了，配寿司的绿芥末也是我所爱。

美好的痛苦？我们如何感受辣味和其他香味

几年前有一次，同事邀请我去烧烤。我在逛超市，想着买点什么带上，无意间看到了一种辣椒，标签上写着“苏格兰帽椒”。它们个头又小又圆，大小不过一个2欧硬币，宽大过长，全身皱巴巴，颜色是典型的辣椒色。包装上有个辣度标识，帽椒的辣度在标识末端，表示辣度最高。于是，我买了一些帽椒。刚开始大家都不想吃，几瓶啤酒下肚后，有人胆大起来要试试。开始的几口，辣味并不明显，于是所有人都拿了一个帽椒放进嘴里。可就在几秒之后，辣味初现，接着突然在嘴里爆炸，辣到无法呼吸，我能清晰感觉到辣味是如何从嘴里进到气管，再侵入胃部，一会儿就一把鼻涕一把泪了。

所有人都开始紧急想办法解辣止疼。有人灌啤酒、喝水，反倒变得更糟；有人来回走动分散注意力。后来有人想到了喝牛奶可以解辣，我们果断清空了同事家所有的牛奶。终于，十分钟后，不疼了也不辣了。这十分钟就像几个小时。被破坏的聚会氛围又回来了，我们就像是胜利而归的战争英雄。后来，不少人都觉得我们自愿尝辣椒、做疼痛实验的行为太愚蠢了。对我和当时在场的另一个从事科研的同事来说，却是一场现场研究。

虽然口中感觉很辣，但帽椒的辣度其实并不比我们吃的其他普通辣椒要高。那为什么我们会感觉嘴里像着火一样？这种着火般的感觉又是如何在几分钟之后消退的呢？

引起辣椒灼热的物质：辣椒素

辣椒里引起辣味的物质叫辣椒素。辣椒素是一种生物碱，存在于茄科辣椒属植物中，其浓度越高，辣椒就越辣。辣度的单位是史高维尔（沿用已久），是根据它的发明者韦伯·史高维尔（Wilbur Scoville）命名的。1 史高维尔（SHU）代表辣椒素需要 50L 水来稀释，就能刚好达到辣味被感知的最低程度。测试显示，甜椒的辣度在 0～10SHU，希腊金椒的辣度在 100～500SHU，塔巴斯科辣椒酱可达约 3000SHU，苏格兰帽椒在 100 000～350 000SHU，比塔巴斯科椒要辣 100 倍，纯辣椒素则在 1600 万 SHU。

辣味受体

为什么辣椒素与黏膜接触后，会引起灼热和疼痛的感觉？即使体内温度完全没有变化，很多人吃完辣椒后都觉得很热。这个问题的答案直到20年前才揭晓。原来，辣椒素分子与黏膜上的受体结合，刺激感受器上分布着的TRPV1受体（译者注：TRPV1的英文全称为“transient receptor potential vanilloid 1”，意为“瞬时受体电位香草酸亚型1”，即辣椒素受体）。2021年，大卫·朱利叶斯（David Julius）和雅顿·帕塔普蒂安（Ardem Patapoutian）因发现了TRPV1，并获得诺贝尔生理学或医学奖。TRPV1的特殊之处在于，它可以被辣椒素激活，产生的效果和体温高于42℃时相同。42℃作为临界值对人类身体很重要，因为该温度下蛋白质会开始凝固。因此，身体必须保持对42℃及以上温度的高度敏感。而TRPV1受体对两种刺激的反应方式相同，于是大脑也以同样的方式处理两种刺激，产生灼热的痛感。辣椒素受体和其他受体一样，分布于口鼻的黏膜中。口腔的主要刺激来源是含辣椒素的食物及饮品，鼻子里则是热空气和香料。

TRPV1受体的发现可以从两方面观察。从进化的角度来看：它优先服务于保护身体免受高温的伤害。一旦它暴露在高温下，如碰到过热的茶，就会引发痛感，以此回避热刺激保护身体。这个机制已经存在并良好运转了数百万年，其出厂功能不是为了感知辣椒素，受体感知辣椒素最初可能只是一个巧合。显然，辣椒在进化过程中取得了优势，因为高浓度的辣椒素引起痛感，可以阻止辣椒属植物的果实被随意食用。只对一种脊椎动物无效——鸟类。鸟类也有辣椒素受体，能受到辣椒素的刺激。但其结构和其他脊椎动物不同，接受辣椒素的刺激后不会引起痛感。所以鸟对含辣椒素的果实免疫，可以轻松吃下。这点对植物也有利，它们的种子借助鸟到达更远的地方生根发芽，又不会被其他脊椎动物轻易食用。可以说，植物进化进程中，借用或者说征用了其他动物的痛觉系统来保护自己。

除了鸟类，人类也是个例外。人类可以接受并且享受一定程度的辣味。至于我们为什么自愿感受痛苦还不清楚。有人猜测，这和我们愿意跑马拉松、愿意吃苦来提升运动能力背后的原理相同。经历过痛感之后，人体会分泌内啡肽，带来愉悦的感受。

此外，TRPV1 受体不单受辣椒素刺激。多年来的研究发现了其他许多能引起灼热感的物质。其中包括引起姜辣味的姜辣素和黑胡椒中的胡椒素等物质。它们的共同点是能引起辣感和灼热感。

TRPV1 只是整个以 TRPA1 或 TRPM8 为名的受体群

中的一个。TRP 代表“瞬时受体电位”，指受体的工作机制。这些受体特别有趣，因为它们既可以对特定温度范围，又可以对特定化学物质做出反应。它们独立于嗅觉和味觉之外，因为它们接受的刺激是通过另一条脑神经传递的，即三叉神经。

三叉神经

三叉神经是第 V 对脑神经，负责面部黏膜、皮肤的触觉及痛觉，即所谓的体感系统。三叉神经的一些神经纤维不仅携带触觉和疼痛受体，还有 TRP 受体，负责感知温度。

在鼻腔和口腔的黏膜上，三叉神经的受体直接接触呼吸的空气和食物，从而被激活。这意味着，除了嗅觉和味觉，我们还有第三套感觉系统，帮助感知环境，即三叉神经系统。它们三者的受体不同：味觉受体分布在舌头的味蕾上，嗅觉受体位于鼻腔顶部的嗅觉黏膜上，而三叉神经的受体则分布在所有黏膜上，包括但不限于鼻腔、口腔。请想一想，是不是手接触辣椒后，再碰到其他黏膜部位都会感觉辣得发痛呢？

寒冷受体

现在我们都知道三叉神经受体接受刺激后，会引起灼热感和痛感。除此之外，三叉神经系统里还有感受寒冷的受体。例如，TRPM8 会在 28℃时激活，释放冷意。冷天时每次通过鼻子呼吸冷空气，都会刺激 TRPM8 受体。不过，类似 TRPV1，它也能和一些广为人知的化学物质结合，包括且不限于薄荷醇——薄荷的主要成分，桉树醇——桉树和樟脑的主要成分，通常提取自樟树。与辣椒、生姜、胡椒的辣感、热感不同，薄荷、桉树、樟脑带来的是凉感和冷感，这就是 TRPM8 受体的影响。

在我们感冒时，这些物质也会发挥作用，让我们感觉舒服一些，这背后是有其机制存在的。感冒或病毒性上呼吸道感染会让黏膜肿胀。症状之一便是鼻子不通气了，因为通过鼻子的空气变少，TRPM8 受体受刺激减少，我们会感觉鼻子“堵”了。这时，吃下一块薄荷糖或在上唇抹点万金油，用人为的化学方式刺激 TRPM8 受体，接着就能感觉到鼻子里的空气变得清凉了，大脑也会因此认为鼻腔吸入了更多的空气。虽然这不过是大脑在欺骗自己，因为鼻子的流通性根本没有改变。口香糖里也含有刺激 TRPM8 的物质。于是嚼口香糖时，嘴里会产生清新的凉意。这股凉意往往和洁净联系在一起，所以我们会觉得自己或对方的口腔变得清新干净了（可实际上并非如此）。

其他感觉受体

除了辣味、寒冷受体，三叉神经系统还有其他能被特定温度、化学物质刺激的受体。TPRA1 在低于 17℃时能被大蒜素、辣根素和肉桂醛刺激。大蒜素是大蒜辣味的来源，辣根素取自芥末和辣根，肉桂醛是肉桂独特香味的来源。这几种味道与凉爽和清新无关，反而是一种沉闷的灼热感，一次性吃了太多的辣根，或把芥末当成牛油果酱的人都有同感。

TRPV3 受体的刺激温度在 39℃以上。它们表达的感觉是温热、无痛，能与丁香和肉豆蔻的主要成分丁香酚，以及百里香和牛至里的百里香酚结合，还有受体负责感知碳酸的气泡感等。

三叉神经负责多种不同的感受。如果一种食物让我们感到了辣、烫、凉爽、清新、温热、灼热等，那就是三叉神经在工作了。嗅觉、味觉和三叉神经往往都是协同工作。当我们嚼胡椒薄荷味口香糖时，味觉让我们尝到了甜味，嗅觉让我们感受到胡椒薄荷香气，薄荷的凉感则由三叉神经传递。当我们配着辣根吃复活节火腿时，味觉尝到了火腿的鲜味，火腿肉香被嗅觉接收，辣根素刺激了 TRPA1，一下就让嘴变辣了。当我们喝血腥玛丽时，番茄汁尝起来又甜又酸还带点鲜，闻到番茄的香气，同时感受到塔巴斯科辣酱的刺激。

三叉神经系统：身体的守护者

大多数香料都能刺激三叉神经系统，这的确是个有趣的现象。我们也可以通过重复暴露、多次接触某种物质来改变对它的敏感程度。经常吃辣的人会对辣味越来越不敏感，越来越能吃辣。所以通常欧洲人吃不了的那些辣味菜肴，而对不少印度人和墨西哥人来说就是小菜一碟。我们吃辣越频繁，辣味受体的数量会逐渐降低。

一直以来，这种习惯效应都影响着所有人，不论文化和地区差异。现在几乎所有调料都能在超市里买到，要知道，早前买异国调料还是件费劲的事情。商人们冒着很大的风险去往异国购入调料。位于印度尼西亚的马鲁古群岛、位于坦桑尼亚的桑吉巴尔群岛都有“香料群岛”之称。那里常有争夺香料的战争。几千年来，西方人与印度开展贸易，以获得胡椒、丁香、肉豆蔻、肉桂、丝绸和宝石。为了寻找一条危险性更小、更有利可图的替代性航线，克里斯托弗·哥伦布发现了美洲。

哥伦布当时压根不知道，他会发现一片遍布香辛料的新大陆。除了可可、烟草和西红柿，辣椒也来自中美洲和南美洲，它们直到近代才被带到欧洲。今天我们无法想象没有这些移民食物的欧洲会变成什么样：如果意大利没有西红柿、匈牙利没有甜椒、德国没有土豆、瑞士没有巧克力。如果香料不重要，自古以来，我们就不会与东方进行贸易，水手们也不会寻找替代航线。三叉神经系统的重要性不仅在于感知食物中胡椒的味道，还在于它推动了人类的历史发展。

三叉神经系统的功能并不仅限于为我们提供丰富的味觉感受，它还有一个主要任务，就是保护身体完整不受侵害。受到外界刺激时，它会引起咳嗽、打喷嚏，或者分泌黏液和唾液。咳嗽和打喷嚏把诱发刺激的物质驱赶至体外，分泌物有稀释作用。如果刺激过高，还会调动其他反射行为，如通过呼吸暂停来保护呼吸道和消化道。

不难看出，三叉神经系统是第三个化学感官，能帮助分析环境的化学成分。尽管它的受体和神经纤维构造都不同于嗅觉系统，但这两种感官仍然紧密交织在一起。在感官刺激方面，很多主要成分为香料的化合物都可以刺激三叉神经系统，并且几乎所有的气味物质都可以达到激活三叉神经的效果，只要浓度够高。所以，浓度足够的气味物质都会刺激三叉神经从而引起灼热或者类似的感觉。激活两者的浓度阈值之差，则取决于该气味物质的化学结构。例如，同浓度的氨可以同时刺激嗅觉和三叉神经，嗅到氨的瞬间，就触发了三叉神经系统工作，于是我们开始咳嗽；玫瑰香水则要达到特别高的浓度才能触发三叉神经工作。总的来说，所有气味物质都可以做到，但有一个例外是香草醇，不管它浓度多少似乎都不能刺激三叉神经。

化学感觉之间的相互作用

在大脑中，嗅觉、味觉和三叉神经系统之间也存在相互作用。大脑中处理来自各个系统的刺激的区域都有重叠，它们之间相互影响也就不足为奇了。三叉神经刺激削弱了进食时产生的嗅觉刺激，而嗅觉刺激加强了同时发生的三叉神经刺激。

那么，如果其中一个感官失灵会发生什么？如第2章所述，盲人可以通过听觉和触觉在一定程度上弥补视觉信息的缺失，该过程称为跨模块可塑性。聋人亦是如此。可化学感官缺失则不同，丧失嗅觉的患者其三叉神经系统的感知能力也会下降，味觉也不如之前敏感。

这里能看出各个感官之间联系紧密，尤其是嗅觉系统和三叉神经系统。近几十年来，我们对每个单独感觉的功能及其影响因素做了大量的研究，也有了很多新发现。但关于化学感觉相互作用的研究还稍显落后。然而，它们是理解人类进食时涉及的感官过程的关键一环。这三种感官能同时受到刺激，香料刺激了三叉神经系统，食物的气味刺激了嗅觉系统，五种基础味道刺激了味觉系统，三者相互协同。

当我们用餐时，感知食物的味道就像听管弦乐：只有当三个感觉系统都处在最佳状态，完美协同，我们才能充分、沉浸地享受食物，如中提琴和小提琴相辅相成，管乐、弦乐各自配合而不是独占主导地位。音乐家有很多，可只有少数能够对贝多芬、卡拉扬的作品进行再创作或新演绎。同样，大家都会做饭，只有少数人能成为顶级厨师，他们的菜肴可以开出天价。但一直这样也没有必要：因为妈妈做的炖豆就像最喜欢的歌曲，你会一遍遍不厌其烦地听，而且最好保持原样。恰到好处的辣度永远值得我一次又一次跨越半个地球回家。

日常小互动

吃点芥末或辣根、辣椒和薄荷含片。比较一下感觉有何不同。关注这些感觉是如何产生、如何进入鼻腔的。

试着增加你的耐受性：一周内，每顿饭都在你可承受范围内多加辣椒。一周之后再对比一下，是不是比之前更能吃辣了。

第 8 章　真正的嗅觉强者：动物比我们厉害在哪里

本章将介绍：

- 狗和啮齿类动物比人类有更多的嗅觉受体。
- 我们要相信自己的嗅觉。
- 有些时候人的鼻子比狗和老鼠更灵敏。

有些人拥有超级鼻子。像调香师或侍酒师这类职业，靠的就是辨别气味的嗅觉。厨师也要有灵敏的嗅觉，不过年年炒大锅菜的食堂厨师和日日创新的星级厨师之间自然是有差异的。电工要能快速闻到电线短路的焦味，老师们要能看出孩子是不是尿裤子了。自然，这些人只是一部分，但嗅觉失灵或受损的人肯定无法成为调酒师或调香师。

我们做过一项实验，学习调酒职业课程的学生从培训开始，就具有比对照组更灵敏的嗅觉。这一点并不令人惊讶。很多人意识到自己拥有灵敏的嗅觉后，更有意愿在这个领域发展事业，所以任何会伤害他们嗅觉的意外都是致命的。我在诊所里见过一位餐厅主厨，他因为一场车祸几乎嗅觉全失，不能闻见气味了。此后他下厨只能凭借记忆，再也不能做创新菜式了，像他这样的意外会带来生存挑战。

调酒师、调香师和厨师行业内部肯定还有细分，只有嗅觉特别灵敏的人才能成为业内佼佼者，如红酒盲品大师。不管他们多么出色，和真正的超级鼻子相比也要黯然失色了。

嗅觉最强的真的是动物吗

众所周知，狗和老鼠等啮齿类动物的嗅觉器官远比人类的厉害。人类在其生存环境中，主要依靠视觉定位，靠图像、空间分辨方向。所以失明会造成极大的不便，嗅觉却不会。如果闭上眼睛，我们很难找到回家的路；捏住鼻子则毫无影响。在这一点上，狗和老鼠与我们相反，它们靠嗅觉定位。

很长一段时间里，人类把动物分成两类：嗅觉灵敏动物和嗅觉不灵敏动物。神经生物学家约翰·麦克（John

McGann）在一篇耸人听闻的文章里探讨了人的嗅觉是不是很差，人是不是嗅觉不灵敏动物。他的论点是，人的嗅觉很差这一说法可以追溯到 19 世纪天主教的研究上。

神经解剖学家保罗·布洛卡（Paul Broca）观察发现，面对气味刺激时，人的反应比动物微弱很多。于是他认为嗅觉与低级本能，低级冲动之间有强关联。人因为自由意志获得人性，必然高出动物一等。按照这个逻辑，嗅觉对人类就比不上对动物重要，这样才能保证人类在创世过程中的特殊地位。大脑内让我们有“人性”的区域，是额叶。灵长类中尤其是人类的额叶十分发达。

额叶：我们的内在行为指导手册

额叶有点像是我们的性格基地。它塑造我们的偏好、使我们社会化。人在感觉到尿意时，能够抑制在公共场合排尿的冲动；在感觉到饥饿时，仍能在吃自助餐时注意礼节；在公交上被潜在性伴侣吸引，能够忍住接触的冲动，都是因为我们有一个高度发达的额叶。其他所有动物的额叶都不如人类的发达。有些人因意外受伤或罹患痴呆而导致额叶受损后，性情会发生改变。拘谨内向的人变得狂放不羁，小心谨慎的人变得亲近生人，奉行一夫一妻制的人频繁更换性伴侣。还有的人无端怀疑家人，妄自揣测一切。

持人类嗅觉不灵敏这一观点的人，其论点之一是嗅球的大小。嗅球位于额叶下方、鼻根上方约2厘米处。来自嗅觉上皮细胞的神经纤维于此结束，这里便成为处理嗅觉刺激的第一个中转站。和大脑的其余部分相比，特别是额叶，灵长类动物（如人类）的嗅球非常小。它的长度约1厘米，厚0.5厘米，仅占总脑量的0.01%左右。这一数值比其他动物要小得多。例如，小鼠的嗅球就相对重要得多，它约占小鼠大脑总质量的2%。小鼠嗅球的绝对大小虽然比不过人类嗅球，但对比其在各自大脑中的相对大小，孰轻孰重不言而喻。相对大小、绝对大小，取决你从哪个角度看，既可以说小鼠的嗅球更重要，也可以说嗅球对人类更有用。

也许重要的不是质量，而是神经细胞的数量。研究人员测量了不同物种嗅球中的神经细胞数量，结果让人大吃一惊：不同的物种，从老鼠、兔子、鼹鼠到人类，无论它们的躯体、大脑、嗅球的大小如何，嗅球内的神经细胞数量都大致相同。在这些数据里，人类不能算最大值，只是中位数罢了。人类的嗅球相对较小，只是因为大脑的其余部分，尤其是额叶，太大了，而不是因为嗅觉不重要。人类面对气味刺激表现出的本能反应较少，不是因为嗅觉不灵，而是因为额叶控制了冲动。

然而，我们人类的嗅觉受体的确比狗和老鼠少。这两类动物每日都在靠鼻子走动，是真正的嗅觉专家。小鼠也是理想的实验动物，是我们研究得最透彻的哺乳动物。在人类大约 1000 个嗅觉受体基因中，表达出的受体只有约 400 种具有相应功能，而在小鼠的 1100 个基因中，表达产生了 1000 种受体。尽管 400 也不是个小数目，因为相比之下，视觉只有 4 种受体，1 种用于黑色和白色，另外 3 种分别用于红色、绿色和蓝色。仅靠这四种受体，我们能识别的颜色就达数千种。更别说嗅觉受体是视觉受体的 100 倍！我们拥有的嗅觉受体尽管只有小鼠的 50%，闻到的世界不如小鼠那么复杂，但也已经很了不起了。

嗅觉受体的遗传信息存储在基因中。负责嗅觉受体的基因约占总遗传信息的 2%。如果嗅觉真的不重要，就不会在进化过程中保留下来。然而，个体间的嗅觉受体差异极大，所以我们在气味方面偏好不同，有些人觉得汗水特别难闻，有些人不喜欢香菜。受体不同，我们闻到的世界也不一样，除了同卵双胞胎。

我们可以在其他地方胜过这些嗅觉受体多的动物。

大脑中负责解读气味的区域位于眶额皮质，属于额叶。人类的眶额皮质也比其他物种更发达。于是，我们能够利用更少的嗅觉受体接收到较少的信息，做出更多的解读：将嗅觉感受用语言表达出来，利用气味解读环境。

人的嗅觉真的比不过狗吗？其实也要具体分析。我们没有通过臀部气味或者灯柱上的尿味就能认出是哪只狗的本领。虽然人类也能依据嗅觉寻迹，这一点将在第10章“立体的嗅觉”中提到，但狗在这方面的确强过我们太多。在一些国家，狗甚至能被用来辨别刑事案件的嫌疑人。在匈牙利，狗的辨别结果可以作为法庭证据。而人类擅长识别和描述葡萄酒品种，善于调制新香水或发明新菜肴。我们还会有意识地利用气味做生意，如售卖香氛洗涤剂和个人护理产品；我们想出了在煤气中添加气味剂的办法，以便漏气能被尽早发觉；我们人类能想象气味，甚至可以写一整本关于气味和嗅觉的书！

我们的嗅觉比想象中灵敏

我们的嗅觉实际上很灵敏。几乎所有由两个或三个以上原子构成的挥发性分子都能被我们感知。嗅觉还有一点厉害之处，在于我们可以对新合成的、进化过程中从未接触过的物质进行感知，甚至分类，只要它们有挥发性，且不是长链分子。人类的嗅觉足以分辨出数以百万种的气味。有刊物曾估计可达十亿种！尽管它最后被指出是在玩统计游戏，但无论如何，能识别的气味数量都明显高于可区分的颜色数量。可见，我们的嗅觉比想象中要灵敏不少。

那与动物们相比，我们能打多少分呢？有意思的是，目前比较人类与其他物种的嗅觉研究特别少。此类研究一般要先明确气味的感知阈值，即某种气味的感知阈值高低，是否对研究物种有生存意义。动物以植物或其他动物为食。动物嗅觉的主要功能之一就是识别食物来源、分析食物质量。杂食动物是最早感知到果实成熟的动物，因为它们的感知阈值最低，所以它们摄取水果，摄入更多的营养，获得了进化优势。根据适当的气味，吃最多且最好的水果，因此具有进化优势。因此，杂食动物要保持高水准的识别能力，哪怕成熟水果气味很低，也要能快速反应。肉食动物没有这个压力，因为它们闻不到水果的气味。

人类其实就是进化意义上的杂食动物（在这里要向素食者说声抱歉！），而狗是肉食动物。有研究显示，人对某些气味的感知阈值比狗要低，尤其是水果和其他含有羧基、硫化物的食物气味。还有一些气味，老鼠和狗的敏感程度只是稍有领先。所以人类不必妄自菲薄，有些时候我们的嗅觉和动物一样好，甚至更厉害。

那么谁对肉味和体味更敏感呢？这同样要视情况而定。如环氧癸醛，该物质存在于人体血液，我们人类对它要比嗅觉专家小鼠敏感许多，因为小鼠的血液中没有环氧癸醛。可以假定，这一点有利于人类进化。如果某地有人血，人能很快做出反应以避免危险。

嗅觉也带有社交色彩：感谢上帝，没有让我们的问候方式是像狗狗一样互相闻屁股，一个以色列的研究团队却用实验证明，刚刚握过手的人，接着更可能用右手去摸鼻子。这是不是人与人之间在传递化学信息呢？对此我们仍有争议。有一点可以确定，我们的体味会在无形中影响他人。未来还会继续开展研究，以揭示体味对人类社交生活的重要性。

到此，你仍然对人类的嗅觉能力有怀疑吗？菲利犬或法国斗牛犬也许更善于辨别带气味的物体，就像他们不停闻路灯等东西的气味，但人类在其他嗅觉功能上优于狗。我们不在意路灯的气味，我们在意食物的味道。我们的鼻后嗅觉对细微气味的捕捉，也就是口腔里挥发的气味，要比狗厉害得多。这也要归功于我们不同的生理构造。当人类进食时，会咀嚼、享受。我们花时间去感受嘴里食物的香味，狗狗都是大口吞下，哪怕是最喜欢的食物。狗狗喜欢吃我们的剩饭剩菜，但我们不会吃狗粮。

而且人类在饮食上花销很大。如果我们要庆祝，肯定会去餐厅犒劳自己或者做一些美味菜肴。食物对人类非常重要。每个人都有一个或几个自己最喜欢的菜，可能是芦笋牛柳、维也纳炸肉排配土豆沙拉或简单的三明治。想象一下，现在每餐你都能吃到你最喜欢的菜。刚开始几天你会非常开心，后来逐渐觉得一般，最后会觉得这些菜也不过如此。因为我们需要花样，希望感受新鲜的刺激。绝对的侦探明星——狗狗，就不一样了。它们日复一日吃同样的食物，还是会开心快乐，感激主人。如果你这么对身边的人，那他们可要起义了。

所以，要问谁是真正的嗅觉专家，要视情况而定。狗和小鼠也许具有相对更多的嗅觉受体和相对更大的嗅觉系统，狗可以借助嗅觉完成不可思议的任务。但人类也不用妄自菲薄，每个人其实都有擅长的嗅觉点，都是某一方面的嗅觉专家。

日常小互动

我们来训练下狗狗。在狗狗面前放一块姜汁饼干，接着藏起来。逐次加大找寻的难度，并在每次狗狗找到饼干时，都给它奖励。你可以从旁观察，狗狗是如何用鼻子寻踪的。游戏对狗狗来说难吗？如果有风刮过，是不是找起来就没那么容易？

你也可以注意，人们握手之后，有多少人接下来会摸自己的鼻子或脸？

第9章　熟能生巧：嗅觉训练如何影响大脑

本章将介绍：

- 嗅觉大师的大脑结构不同。
- 我们可以训练嗅觉。
- 训练嗅觉时，我们的大脑会发生什么变化。

在美国，拉斯维加斯是一座独特的城市。这座如今看上去繁华的大都市在20世纪初只是内华达州沙漠中央的几口泉眼。拉斯维加斯的主城区居住着200万人，20世纪30年代，赌博在拉斯维加斯合法化。如今，赌博仍然主导着拉斯维加斯的经济并且成为拉斯维加斯的城市名片，每年约4000万游客造访这座沙漠城市。围绕着娱乐产业，拉斯维加斯发展起了重要的美食产业，大多数赌场都附属于酒店，酒店通常有餐厅；除了常见的快餐连锁店外，这里还有各种独立餐厅和酒吧，包括一些顶级餐厅。拉斯维加斯的餐厅不仅提供一流的菜肴，而且供应来自世界各地的优质葡萄酒。为了在客人选择葡萄酒时为其提供最好的建议，这些餐厅聘请了世界一流的侍酒师。

侍酒师：拥有敏锐嗅觉的葡萄酒鉴赏家

侍酒师是葡萄酒专家。通常，他们在餐厅为客人提供专业的选酒意见。侍酒师分析并了解客人的口味，提出建议，使客人选择的葡萄酒与食物达到最佳的搭配效果。大多数情况下，侍酒师还参与餐厅的葡萄酒选择和酒窖管理。他们必须品尝大量的葡萄酒，才能掌握有关葡萄种植、加工、储存、年份等方面的专业知识。因此，如果你想研究嗅觉专家，侍酒师是完美的研究对象。

侍酒师的培训因国家和法规不同而异。专业的侍酒师公会有严格的准入标准。最负盛名的侍酒师公会是侍酒师大师协会，该协会的最高等级认证为“侍酒师大师”。要成为“侍酒师大师”，除了要付出时间和金钱外，最重要的是要有出色的嗅觉，侍酒师必须花费数年，甚至数十年的时间来训练自己的嗅觉和记忆力。至今，全世界只有约 250 位“侍酒师大师”，他们都在世界上最好的餐厅工作。

为了更好地了解“侍酒师大师”的大脑是如何工作的。作为嗅觉专家，我们特别感兴趣，我和我的研究团队投入了大量研究，因为由此能够推断出嗅觉训练对大脑的影响。

闻香健脑

长期训练能对大脑产生积极影响，使其越来越灵活。几十年来，人们一直流传着这样一种过时的说法：脑神经细胞不能进行自我更新，或青春期后人类的大脑不再发生变化，除非是病变。近年来，支持这种说法的声音变弱了。如今，我们知道大脑神经细胞可以进行自我更新。不过，只有在人体的三个结构中，新的神经细胞可以由前体细胞形成：第一个结构是海马体，它位于颞叶，形状像海马，负责长期记忆和空间记忆；第二个结构是嗅球，它非常小，是大脑额叶的附属物，负责对嗅觉刺激进行初步的处理。第三个结构是嗅觉受体细胞（正如我们在第 2 章中所描述的），它能够在鼻黏膜中不断再生。

2000 年，埃莉诺·马奎尔领导的研究小组利用磁共振成像技术对英国伦敦的出租车司机的大脑进行了检查，这是一项开创性研究。为了获得驾照，出租车司机必须通过一项知识考试，来证明他对伦敦约 6 万条街道了然于胸。通常情况下，出租车司机要花两年时间准备这项考试。可以这样说，英国伦敦的出租车司机是记忆专家，尤其是对空间信息的记忆。

研究人员的发现震惊了整个学术界。这些出租车司机的海马体，也就是处理空间记忆的结构，比对照组的厚得多。此外，资历老的出租车司机的海马体比新手司机的厚。这项研究首次表明，训练能够改变大脑的结构。新近研究表明，不仅仅是长期的训练，短期的练习也能够改变大脑的结构。即使是老年人，也能通过训练提升记忆力，并使大脑与记忆力有关的区域变厚。

拉斯维加斯侍酒师研究会

2013年，我收到了一位前同事的电子邮件，她和我都曾是加拿大麦吉尔大学实验室的博士后。她在邮件中说，她偶然间发现了一个“宝藏”——拉斯维加斯的“侍酒师大师”。我对这些人早有耳闻，但令我惊讶的是，拉斯维加斯是世界上拥有“侍酒师大师”第三多的城市，仅次于美国旧金山和纽约。我的前同事一直与拉斯维加斯的“侍酒师大师”保持联系，并已经征得了他们的同意，对他们的大脑进行科学研究。

我的前同事知道我对嗅觉感兴趣，也知道我一直试图了解嗅觉灵敏度与大脑结构之间的联系。她提议我们两人一起研究“侍酒师大师”。她对这些大师惊人的记忆力特别感兴趣，而我则对嗅觉训练如何影响大脑特别感兴趣。

准备工作

我负责准备一台设备，以便能够在受试者躺在磁共振扫描仪中的时候自动向他们提供嗅觉刺激。我们还想知道这些“侍酒师大师”的大脑对嗅觉刺激的反应是否与普通人不同。这种设备，即所谓的“嗅觉仪”，确实存在，但价格超过十万欧元。受限于研究预算，我们要自己动手改装一台这样的设备。在我的研究所里有一种用于检测大脑活动的设备，即脑磁图仪。研究所的科学家们用它来研究盲人大脑功能的改变。他们还使用了一种可以向手指提供触觉刺激的设备。不久前，研究所购买了一台新设备，所以旧设备被闲置了下来。我们对这台设备进行了改装，使它现在可以传递嗅觉刺激，而非触觉刺激。

经过几次试运行后，我们自制的嗅觉测定仪器终于可以使用了，于是我们动身前往拉斯维加斯。然而，到达拉斯维加斯后，我们发现设备在运输过程中被损坏，幸运的是，我们修好了它，我利用剩下的时间在拉斯维加斯准备实验。在大部分工作完成了之后，我回到蒙特利尔，急切地等待结果。

研究的时间非常漫长。我们想让尽可能多的“侍酒师大师”参与进来。在拉斯维加斯工作的11位“侍酒师大师”都参与了实验。之后，我的同事又设法在加利福尼亚州招募了两位。为了获得来自非侍酒师的数据，我们还必须招募年龄相同，没有鉴别葡萄酒经验的受试者。在此之前，我们进行了一些普通的嗅觉测试，以了解侍

磁共振扫描仪

磁共振扫描仪是一种高性能机器。它产生的磁场比地球的磁场强10万倍，比普通冰箱磁性强1000倍。只有在这样强的磁场中，人体中的所有氢原子才能平行排列。磁共振成像可以让我们看到水在体内的分布，因此它可以对大脑等软组织成像，而不像X线只能对骨骼和牙齿等硬组织成像。这就是为什么扫描仪周围有防辐射区，并且我们不能携带任何金属物体。

当扫描仪开始运行后，磁场会以一定的频率在几毫秒内建立起来，并在几分之一秒内消失。你可以把磁共振扫描仪想象成一台巨大的、功率极强的扬声器，它每秒都会发出数次刺耳的巨响。因此，为了保护受检者的听力，他们必须佩戴耳塞和耳罩。

酒师是否比非侍酒师嗅觉更好。结果表明，侍酒师的嗅觉更好。然后，所有受试者依次进入装有磁共振扫描仪的房间。

测试过程

受试者穿着病服进入安全区，躺在检查床上，随检查床移动到扫描仪的管道中。扫描管的直径只有 70 厘米，如此窄小的空间对有幽闭恐惧症的人来说是个问题。接下来，我们在受试者的一只鼻孔里插了一根管子，然后通过这根管子传递嗅觉刺激。受试者的右手拿着一个小键盘，用它来与我们交流。我们还在他们的左手里放了一个小球，他们如果在测试过程中恐慌发作，就可以随时用它来停止测试。然后，受试者戴上耳塞和耳罩，躺在检查床上，进入扫描仪的管道。

我们通过嵌入式耳塞的无金属扬声器与受试者进行交流。首先，我们拍摄受试者大脑的高分辨率图像。这样我们就可以详细检查他们的大脑结构，如大脑皮质的厚度和大脑不同部位白质的体积。然后，我们给受试者布置嗅觉任务：他们要辨别出我们通过装置向他们的鼻子里释放的是白葡萄酒的气味，还是红葡萄酒的气味。

与此同时，我们会不断记录他们的大脑图像。这样，我们就能看到侍酒师的大脑功能与非侍酒师的有何不同。一小时后，测试结束，受试者离开扫描仪。

研究结果

收集了所有数据后，我们就开始对测试进行评估。扫描仪中的每张图像都由数千个像素组成，我们为每位受试者都拍摄了数百张图像，并分辨侍酒师组和非侍酒师组的不同之处。测试结果证实了我们的猜测。当侍酒师在扫描仪中闻到葡萄酒的气味并对其进行分辨时，他们的大脑区域被激活的程度高于非侍酒师，尤其是处理嗅觉刺激的大脑区域。激活程度变高似乎也对大脑结构产生了影响，因为我们还发现，侍酒师的大脑结构是不同的。他们紧邻海马体的颞叶内侧皮层比非侍酒师的厚得多。这个小结构令我们着迷，众所周知，它在记忆和嗅觉方面都发挥着重要作用，是嗅觉记忆的中心。

通常情况下，大脑皮质的厚度会随着年龄的增长而减少。因此，随着职业经验的增加侍酒师的内嗅皮质会变厚——这一发现令我们非常兴奋，我们的研究结果与对英国伦敦出租车司机的研究结果是一致的。此外，法国的一个研究小组也在同一时间发表了一项研究：他们对职业调香师进行了测试，并提出了与我们类似的问题。他们也发现受试者的内嗅皮质较厚，而且随着职业经验的增加，皮质厚度也在增加。一切都表明，嗅觉专家的大脑能够通过不断训练而发生变化，变得越来越灵活。

训练对大脑有什么影响

训练时大脑皮质究竟会发生什么？除了海马体、嗅球和鼻黏膜外，其他结构中神经细胞的数量并不会增加。

神经递质

当神经细胞兴奋时，它会释放出一种名为神经递质的化学物质。不同的神经递质会对不同神经细胞产生兴奋或抑制作用。一个神经细胞只有一种神经递质。神经细胞只有在兴奋时，才会释放神经递质。接收到神经递质的神经细胞就会因此产生兴奋或受到抑制，进而使其他的神经细胞产生兴奋或受到抑制。一个神经细胞向另一个神经细胞释放神经递质的结构被称为“突触”（它的学名“synapse”源自古希腊语，意为“交错”）。在突触，两个神经细胞的距离非常接近。大脑皮质中的一个神经细胞会伸出数千个突触与其他神经细胞相互交流，其他的神经细胞也会伸出数千个突触。每毫秒，我们的大脑中有数百万个突触释放神经递质，使神经细胞产生兴奋。

为了更好地理解这一点，我们需要仔细研究大脑的生理结构：大脑是由数十亿个神经细胞组成的网络。神经细胞的细胞体位于灰质中，尤其是在大脑皮质中。与我们身体中其他的细胞相比，神经细胞的特别之处在于它们可以相互交换信息，这是通过神经递质实现的。

大脑中数十亿个神经细胞产生兴奋，使我们能够感知环境、协调运动、产生感情并形成意识。训练似乎能够对突触产生影响：虽然神经细胞的数量不可改变，但神经细胞中突触的数量却可以改变。经常被激活的神经细胞相对于较少被激活的神经细胞能够形成更多的突触。受到训练的神经细胞被激活的频率更高，形成的突触更多。总的来说，这会导致受训练影响区域的大脑皮质越来越厚。在我们的研究中，侍酒师负责嗅觉和记忆的区域的大脑皮质变厚。因此，他们的大脑因其职业而发生了永久性改变。

我们并非都是受过专业训练的超级嗅觉专家，那我们如何才能从这些发现中获益呢？越来越多的研究表明，训练能够对大脑的许多不同区域产生影响。也就是说，大脑在成年后也会发生变化。通过不断地训练，我们不仅能提高成绩，还能改变大脑的结构。我们进行过一项关于嗅觉训练的研究，有 36 名健康的受试者参与研究，研究为期 6 周。一半受试者进行嗅觉训练，他们必须每天进行分辨气味的训练，即根据气味的强度对气味进行分类，并识别混合气味中的成分。每位受试者每天都要进行 20 分钟的嗅觉训练。另一半受试者用色带进行训练，这项训练与嗅觉无关，我们希望通过它来检测非特异性训练的效果。

我们分别在研究开始和研究结束 7 周后对所有受试者的脑部进行了磁共振成像检测，以便观察训练是否影响大脑及如何影响大脑。此外，我们还对他们的嗅觉进行了测试。

首先，我们观察到了，嗅觉训练对受试者的嗅觉产生了影响：接受过嗅觉训练的受试者的嗅觉在研究前与其他受试者的相同，但在训练后，这些接受了训练的受试者在识别气味、区分气味和闻气味等 6 项不同的嗅觉任务中的每一项都做得优于其他受试者。磁共振成像显示，训练后他们的嗅觉通路各部分均增厚。这与侍酒师的研究结果不同，毕竟 6 周的嗅觉训练无法与数十年的嗅觉经验相媲美，但受试者脑部的变化还是相当大的。虽然我们的研究仍处于起步阶段，但研究成果的应用前景还是很广阔的。越来越多的迹象表明，我们可以利用这种大脑效应进行治疗。例如，我们将在第11章中看到，嗅觉训练被用来帮助失去嗅觉的患者。目前，我们尚未明确长期的嗅觉训练能否改善记忆力。要想确切地回答这些问题，我们就要说服更多的受试者躺在磁共振扫描仪的检查床上。

日常小互动

每天改善嗅觉的小方法：有意识地尝试辨别食物或饮料的不同气味并为其命名，将注意力集中在气味的组成部分上。

你还可以在日常散步时进行嗅觉训练：雪、雨、新割的草坪、地铁里坐在你旁边的人拿着的比萨、清晨和傍晚的空气，它们闻起来都是什么样的？尝试尽可能准确地将你的嗅觉印象用语言表达出来，你既可以说给你的同伴，也可以说给自己。

第 10 章　立体的嗅觉：我们的鼻子为什么有两个气孔

本章将介绍：

- 我们的鼻子与哥特式教堂有什么关系。
- 狗的嗅觉能给我们带来什么启发。
- 我们的鼻子如何保护我们免受病毒和毒素的侵害。

我和我的同事坐在办公室里用电脑工作。突然，我们产生了奇怪的感觉。我们开始闻，似乎有什么奇怪的气味。我们起身离开办公室。走廊里的气味更浓，但气味是从哪里来的呢？我们顺着气味走到拐角处，这里的气味最为浓烈，我们看到工人在使用溶液，这就是这股气味的来源。

这个小故事揭示了嗅觉的几种功能。首先，嗅觉具有警示功能。我们每次呼吸时都会对空气中的危险物质进行分析，这可以防止我们吸入有毒物质。其次，嗅觉还能让我们追踪气味，找到气味的来源。这一点也很重要，因为气味可能来自食物，也可能来自危险的事物。因此，通过气味来定位对生存至关重要。你可能会认为，在工业文明时代，嗅觉已经不再重要，事实上在如今，嗅觉对我们仍然很重要。

几年前的七月，我闻到花园里有一股奇怪的甜味，经过了几个阳光明媚、温暖的日子，这股味道越来越浓，越来越难闻。终于，我实在受不了了，于是把整个花园整理了一遍，但什么也没发现。不过，当我靠近邻居篱笆的一个角落时，气味变浓了。我按响了邻居家的门铃，我们一起去寻找气味的来源。最后，我们找到了我们要找的东西——在她家的花园棚子后面有一只已经腐烂的猫咪尸体。对这件事，我不想再赘述。结局是，我们很快就给动物处理公司打了电话，这家公司处理了猫咪的尸体。幸运的是，我们发现猫咪的尸体不久后就下了一场雨，雨水冲走了最后残留的气味。但我们是怎样找到臭味来源的呢？

我们的鼻子：建筑杰作

让我们先仔细看看我们的鼻子：它位于脸的中央，

相对较大，鼻孔相对较小。鼻腔内部相当狭窄，但顶部和后部相当宽敞（译者注：原著描述欠妥。鼻腔是顶狭底宽、前后径大于左右两侧的不规则的狭长腔隙，前起鼻前孔，后止鼻后孔通鼻咽部。至少顶部肯定不是宽敞的）。我喜欢把鼻子比作一座哥特式教堂，如奥地利的维也纳圣史蒂芬大教堂就是一座哥特式教堂。当你站在圣史蒂芬广场上时，大教堂的正面会给你留下深刻的印象。不过，大教堂的入口相对较小，门前经常堵车。穿过入口后，中殿豁然开朗。和所有哥特式教堂一样，维也纳圣史蒂芬大教堂的中殿很高，但相对较窄，而且很靠后。鼻腔的结构也是如此：鼻腔狭长，从鼻孔向后延伸近 10 厘米才到达鼻咽的后壁。如果我们的鼻孔足够大，鼻腔足够宽，我们甚至可以把整根食指塞进鼻子里。

但是，鼻子和哥特式教堂还是有一些区别的。其中一个便是鼻中隔，它始于两个鼻孔之间，一直向后延伸到鼻后孔。鼻后孔是鼻腔和咽部的分界线。鼻中隔分隔了鼻腔，因此我们有两个鼻腔。鼻中隔通常并不完全平直，因此两个鼻腔中有一个会比另一个宽一点儿。如果有耳鼻咽喉科医生发现你的鼻中隔偏曲，你不必太过担心。如果鼻中隔偏曲度很大，可能就要接受手术进行矫正，但一般来说，你完全没必要接受手术。通常我们在吸气时，并不会注意到自己有两个鼻孔。但是，当我们的一个鼻孔因为感冒等原因堵塞时，我们就会很高兴自己还有一个鼻孔。我们身体中只有极少数结构是没有任何功能的。那么，两个鼻孔有什么用呢？在回答这个问题之前，我们先来了解一下我们的另外两个感觉器官：眼睛和耳朵。

立体声学和立体视学的典范

科学家和其他人一样，都有点儿懒惰。他们经常试图改变别人的想法，而非自己想办法解决问题。我们的两只耳朵和两只眼睛可不是白长的：我们的听觉能够非常精确地分辨声音的时间差。我们可以根据声音撞击两个耳膜的时间差计算出声源的位置。这个时间差被称为延迟。如果声音同时击中两个耳膜，那么声源就正好位于我们的正前方或正后方；如果声音先撞击右耳膜，然后再撞击左耳膜，那么声源就在我们的右侧，反之声源就在我们的左侧。这是我们的脑干无意识计算出来的，但计算的准确度却令人惊叹。综上所述，我们的两只耳朵可以让我们确定听觉刺激源在空间中的位置。这个过程被称为立体声。

我们的眼睛可以进行三维定位。一方面，两只眼睛的视网膜上的图像是不同的，特别我们在看距离视网膜很近的物体，也就是距离我们很近的物体时；另一方面，距离我们较远的物体在两只眼睛的视网膜上的成像非常相似。因此，我们可以借助两只眼睛的视网膜上不同的成像重建物体在空间中的位置，判断它离我们是近是远。利用现代技术，我们可以人为地制造出这种效果。例如，VR 眼镜可以向用户的双眼发送不同的图像，从而使用户可以看到非常逼真的三维物体。电影院提供的 3D 眼镜也有同样的效果。它们都基于相同的原理：两个视网膜接收到略有不同的图像，由此我们的大脑可以计算出物体的距离。当然，这个计算过程也不是有意识的。能使我们产生纵深感的视觉效果被称为“立体”。立体声和立体视使我们能够借助两个独立的传感器对环境中的刺激源进行定位。

嗅觉是否也能做到这一点？盖欧尔格·冯·贝凯希是最早解决这个问题的人之一。这位美籍匈牙利生物物理学家和生理学家因其对内耳的研究，于 1961 年获得了诺贝尔生理学或医学奖，这项研究的成果对我们理解听觉具有开创性意义。在解决了听觉问题后，他转而研究其他感官，包括嗅觉。他制造了一种仪器，这种仪器能够从起始点精确地传递各种嗅觉刺激，随后他进行了多项研究，并于1964年发表了研究结果。他在研究中使用了丁香、桉树和薰衣草等的气味，并得出结论：通过感知两个鼻孔之间的气味强度和气味传播时间的差异，我们可以确定气味来源的位置。在他看来，我们显然也可以像用眼睛和耳朵一样，用鼻子来确定刺激来源的位置。

然而，后来的研究表明，情况并非如此。问题在于冯·贝凯希在研究中使用的气味。丁香、桉树和薰衣草的气味会刺激我们的三叉神经系统（在第7章中有所讲述），我们会产生灼烧感（丁香的气味）、清新感（桉树的气味）或轻微的刺激感（薰衣草的气味）。因此，冯·贝凯希观察到的其实是气味对第三化学感官的影响，而非嗅觉对气味来源的定位。后来的研究表明，人们无法通过两个鼻孔之间的差异来对纯粹的气味物质进行定位，也就是说不能依据刺激嗅觉的气味进行定位。这一特点将我们人类与老鼠和双髻鲨等动物区分开来。

我们能像狗一样拥有灵敏的嗅觉吗

这是否意味着我们无法通过嗅觉收集有关空间联系的信息？不是的。正如本章开头所举的例子一样，我们可以借助嗅觉找到气味的来源。让我们来看看最著名的嗅觉专家——狗。它是人类最忠诚的朋友，几千年来一直是人类的好伙伴。狗既可以作为宠物，也可以作为家畜。狗是嗅觉专家，它们被用来牧羊、看门、狩猎或追踪。遛过狗的人都知道，它们会四处嗅闻。狗的嗅觉受体数量是人类的 3 倍，它们的嗅觉黏膜也比人类的大得多。然而，和我们人类一样，它们只有两个鼻孔。

那么，狗拥有立体嗅觉吗？如果你观察过狗追踪气味，你会明显地发现一种追踪模式：它们一直追随气味，直到气味消失；然后，它们开始寻找气味，在找到气味后再次追随气味，直到气味再次消失。这个过程不断重复，狗会以“之”字形路线跟踪气味，直到找到气味来源或感到疲倦为止。这意味着，狗也没有立体嗅觉，它们和我们寻找气味来源的过程一样。我们在寻找气味来源时也会转头，甚至分别向两个不同的方向走，然后闻一闻。一旦我们发现哪个方向上的气味更浓，我们就知道气味来源一定就在那个方向。我们向那个方向走去，直到再次闻不到气味，或者来到一个十字路口。这个过程不断重复，直到我们找到气味来源或者累了为止。

直到不久前，我们还一直认为人类无法拥有像狗一样灵敏的嗅觉。美国加利福尼亚大学伯克利分校的一个研究小组希望挽救人类嗅觉的声誉，并研究了人类是否也能追踪气味。不过，人类相当厌恶被射杀的兔子的气味，因此他们必须找到更诱人的气味。于是，他们选择了一种大多数人都非常喜欢的气味：巧克力。

伯克利巧克力实验

研究人员在大学校园的草坪上用巧克力摆出了一条小径。接着，研究人员给受试者戴上眼罩、耳罩和厚手套，这样他们就不会接收到除气味以外的任何感觉信息。2/3 的受试者能够沿着这条十米长的小径前进。他们的追踪气味的方式与狗的相同——以“之”字形路线跟踪气味。

接下来，研究人员想知道受试者追踪气味的能力能否通过训练提高。受试者每天都要进行 3 次追踪巧克力气味的训练。结果，不到两周，受试者就成了“追踪大师”。训练结束后，受试者犯错的概率大大减小，速度也比一开始快了一倍。

这项研究表明，我们能够像狗一样追踪气味，但我们对这种能力的训练并不够。不过，我们追踪气味的意义也不大，因为我们人类的其他感官，尤其是视觉更敏锐。我们并非通过比较两个鼻孔中气味的区别来对气味来源进行定位，而是通过比较不同方向气味的区别来对气味来源进行定位。头转向左边，气味较弱；头转向右边，气味较强，那么气味来源一定在右边——我们采用了与最厉害的嗅觉专家——狗相同的策略。

鼻周期：我们的“保镖”

所有这些研究仍然没有回答我们为什么有两个鼻孔的问题。有两个鼻孔，从而有两个鼻腔，而非只有一个大鼻孔，这在进化过程中肯定是有好处的。科学研究给出了问题的答案，但它与嗅觉完全无关。每次呼吸，鼻黏膜都会接触到来自外界的各种有害物质，如细菌、病毒、孢子等。除了嗅闻之外，鼻子的任务之一就是为我们吸入的空气加热、加湿和净化——这是为了保护肺部，否则我们每次接触到病毒，就会得肺炎，而非仅仅是感冒。鼻腔不仅能够清除空气中的灰尘，还能清除其中的病原体，使其不会进入肺部，而是留在鼻腔里。

为了让免疫系统能够对付这些病原体，两个鼻腔中的一个总是要多供一点儿血。这样，更多的白细胞就能到达鼻黏膜，与病原体做斗争。由于血流量增加，一个鼻腔的黏膜总是比另一个鼻腔的黏膜略微肿胀，因此总是有一个鼻孔稍难通气。这种情况会持续几个小时，然后另一个鼻腔的黏膜变肿胀……这个过程被称为“鼻周期”。这一过程能够在最大的程度上保持鼻腔通畅和鼻腔清洁。大多数时候，我们甚至不会注意到两个鼻孔之间的差异，除非我们感冒了。感冒时，两侧的鼻黏膜都或多或少地肿胀，而鼻周期会使其中一个鼻腔的黏膜更加肿胀，这就会导致一个鼻孔完全闭合（译者注：不是完全闭合，只是让人感觉鼻塞加重），使我们睡觉时难以用鼻子呼吸。通常，我们会把头偏向一边，使得未完全闭合的（译者注：鼻塞轻的一侧）鼻孔比较容易通气。然而，当我们发现“闭合”的鼻孔终于通气时，另一个鼻孔却又“闭合”了（译者注：鼻周期中“休息”的那个鼻孔，也不是完全“睡着”了，只是鼻腔吸入气流的相对减少了，并不是完全不通气，正常情况下不易被察觉而已）。

当然，我们很难讲清为何进化会以这种方式，而非其他方式表现出某种特质。不过，我们似乎的确不需要用两个鼻孔来同时闻气味，两个鼻孔的意义可能在于其中一个鼻孔休息时，另一个可以闻气味及给空气加热、加湿。一切都表明，我们的鼻子非常复杂。它的作用不仅仅是嗅闻，还担负着许多其他生存必需的功能。希望你在照镜子、感冒或欣赏哥特式教堂时，能够想起这一点。

日常小互动

闭上眼睛，试着找出你能感知到的声音。闭上眼睛，指向声音的方向，然后睁开眼睛。如果你的听力没有问题，你应该能够直接指出声源。现在试试用嗅觉做同样的事情。闭上眼睛，请同伴拿着一个气味来源（如一杯咖啡、一块小面包）站在你的左前方或右前方。保持头部不动，你能判断出气味来源在哪里吗？让同伴改变位置，重复前面的做法，你能判断出来吗？可以转头，重复前面的做法，你能判断出气味来源的位置吗？

第11章　嗅觉丧失：当鼻子不配合时

本章将介绍：

- 嗅觉丧失非常普遍。
- 嗅觉丧失的原因多种多样。
- 有哪些医学疗法可以用于治疗嗅觉丧失。

对我们大多数人来说，气味无处不在。每次呼吸，我们都会采集到周围环境中的气味样本。成千上万种不同的气味分子进入我们的鼻腔，不过，在大多数呼吸过程中，我们甚至无法察觉到其中的气味。但在某些情况下，当气味的浓度特别高或是出现了我们喜欢的某些气味时，我们就会注意到它们。例如，清晨我们会闻到热咖啡的气味，我们会闻到同事身上好闻的润肤液的气味，我们中午在食堂就餐时会闻到不远处鱼的味道、同事口中洋葱的香味，我们会在电影院里闻到爆米花的黄油味。

气味为我们提供了有关环境化学成分的信息，并能向我们发出危险警告。

然而，有些人什么也闻不到或者只能闻到一点儿气味。据推测，约 5% 的人完全没有嗅觉，这种情况被称为嗅觉丧失。另外，有 15% 的人嗅觉功能减退，这种情况被称为嗅觉减退。此外，还有其他形式的嗅觉障碍。嗅觉倒错，指嗅觉感知发生了本质上的改变，患者仍能感知气味，但闻到的气味与应有的气味不同。例如，香草闻起来像烧焦的橡胶，以至于所有含有香草味的食物吃起来都像烧焦的橡胶。还有一种嗅觉障碍是幻嗅，它指的是虽然不存在气味来源，但患者能闻到气味。幻嗅患者会抱怨鼻子里一直有一种气味，通常患者只会闻到一种气味。但是，值得注意的是，他们并非产生了幻觉。幻嗅患者并不是潜在的精神疾病患者，当然，我们可以想象得到，幻嗅或幻视症会令患者痛苦万分。大多数情况下，幻嗅患者闻到的气味并不令人不愉快；极少数情况下，患者也会闻到令人愉悦的气味。

大约 20% 的人患有嗅觉障碍，这个比例相对较高。视觉障碍患者的比例要低得多。在西方，约 0.2% 的人失明，1.3% 的人视力受损，发展中国家这一群体更大。在西方，约有 0.1% 的聋哑人，6% 的人患有轻度至重度听觉障碍。因此，嗅觉障碍比视觉或听觉障碍更为普遍。极少数人生来就没有嗅觉，但大多数患者是逐渐失去嗅觉的。

各种潜在疾病都可能导致嗅觉减退。这些疾病可分为五大类。

鼻黏膜疾病

大多数嗅觉障碍患者的鼻黏膜或鼻窦有问题。1/4～1/2 的嗅觉障碍患者患有慢性鼻炎，也就是说，他们的鼻黏膜或鼻窦存在慢性炎症。通常，患者会感到自己的嗅觉功能下降，较少见的情况是嗅觉完全丧失。患者的嗅觉功能往往会出现波动，有时嗅觉功能很差，但几天到几周后嗅觉功能就会有所提高。

慢性鼻炎会以各种方式损害嗅觉，炎症会导致鼻黏膜肿胀，有时还会伴有鼻息肉，即鼻黏膜的良性增生。鼻黏膜肿胀和鼻息肉都会引发位于鼻腔上部的嗅裂区的机械性阻塞。因此，与嗅细胞接触的空气会减少，甚至完全没有，患者就很难或根本闻不到气味了。但不只是机械性阻塞会对嗅觉造成损伤，在任何组织中，炎症都会引发五大症状。在拉丁语中，这五大症状被称为*rubor*、*dolor*、*tumor*、*calor* 和 *functio laesa*，即发红、疼痛、肿胀、发热和功能障碍。当鼻黏膜发炎时，其功能就会受损，即鼻黏膜对吸入的空气的加湿和加热作用减弱，更准确地说，嗅感觉神经元的功能受损和机械性阻塞的结果就是嗅觉减退。

如果你是由慢性鼻炎引起的嗅觉障碍，有一个好消息和一个坏消息。好消息是慢性鼻炎是可以治疗的。你可以使用可的松来对抗炎症，你既可以使用含可的松的鼻腔喷雾剂，也可以服用含可的松的片剂。如果药物治疗无济于事，耳鼻咽喉科医生还可以对你进行手术干预，切除病变的鼻黏膜。药物治疗和手术治疗都能很好地改善鼻腔、呼吸，有效缓解嗅觉障碍。然而，坏消息是鼻塞的改善通常难以持续。引发炎症的原因大都不清楚，可能是螨虫过敏、病原体感染或其他未知的因素。时轻时重的潜在疾病可能是导致嗅觉障碍病程反复的原因。如果你在夏天经常进行户外活动和给房间通风，那你接触到的室内灰尘和螨虫就会减少，炎症也就能够减轻。但到了秋天，炎症又会加重，你的嗅觉功能又会变差。如果你知道是哪种潜在疾病导致的嗅觉障碍，你当然可以进行治疗。例如，现在尘螨过敏可以得到有效的治疗。但是，情况大都并非如此，治疗只能够做到“对症下药”，无法根除疾病。如果医学治疗无法彻底消除慢性炎症，那么慢性鼻炎患者的嗅觉障碍在治疗后会经过一段较长的潜伏期，接着或多或少会有复发的趋势。

颅脑损伤

导致嗅觉障碍的第二个重要原因是颅脑损伤。即使是轻微的脑震荡也会导致嗅觉障碍。我们尚不清楚脑震荡会导致连接嗅细胞、嗅球和大脑的细嗅束断裂，还是会导致大脑嗅觉中枢受压迫。当一个人在事故后失去嗅觉时，这两种机制很可能都在起作用。关于这种“创伤后嗅觉障碍”，有一些有趣的观察结果。

“创伤后嗅觉障碍”在创伤后的最初几天非常常见。我们在一项研究中发现，约 2/3 的患者在发生颅脑损伤后的两周内会出现嗅觉障碍。但这对他们来说可能并不“痛苦”，因为他们中的大多数人甚至没有意识到自己出现了嗅觉障碍！只有特定的嗅觉测试表明，他们闻到的气味比普通人少得多，或者他们根本闻不到任何气味。我们更常听到患者抱怨医院的食物，因为正如第 6 章所提到的，患者只能通过鼻后嗅觉一定程度上感知食物的味道。

另一项观察结果显示，患者之所以直到事故发生几天后，甚至几周后才会发现自己嗅觉减退，可能是因为其他更严重的脑震荡症状在最初更为突出，如头痛、恶心和畏光等。虽然在最初两周，大多数患者会出现嗅觉减退，但随着时间的推移，嗅觉减退会逐渐缓解。由此可见，导致嗅觉障碍的因素会随着时间的推移而逐渐消失，或者是患者的嗅束进行了自我修复和更新，或者是患者大脑嗅觉中枢的压迫随着时间的推移而减轻。但是，有些患者的嗅觉障碍并没有缓解，我们尚不清楚其中的原因。在这类患者中，年轻男性的比例相对较高，他们是颅脑损伤的主要“受害者”，这与他们的生活方式是分不开的。

在 2019 年的一项研究中，我们又发现了一个令人惊讶的现象：在最初几天和几周内出现嗅觉障碍的患者在 6～12 个月后嗅觉恢复正常，但他们中的许多人却出现了抑郁症或焦虑症的症状。我们的猜想是，嗅觉和抑郁症之间的联系存在于大脑中枢的边缘系统之中，因为嗅觉信息和情绪都是在这里进行处理的。边缘系统是大脑最古老的部分，脑震荡似乎会损害这个区域。

如果这个猜想是正确的，那么嗅觉障碍会在几天或几周内的急性期出现。随着时间的推移，嗅觉障碍会缓解，但从长远看来，损伤会导致边缘系统的结构变化，从而造成功能障碍，进而表现为抑郁症和焦虑症。这些主要症状属于脑震荡造成的长期损伤。希望未来的研究可以弄清，脑震荡后的嗅觉测试能否用于在早期判断患者是否有患抑郁症或焦虑症的风险。

流感和感冒

导致（暂时性）嗅觉障碍的第三个重要原因是上呼吸道感染。由于鼻黏膜肿胀，感冒会导致鼻呼吸障碍，从而影响嗅觉功能。炎症消失后，嗅觉功能就会恢复正常——俗话说，感冒痊愈不进行治疗需要七天，进行治疗需要一周。但约 1/4 的嗅觉障碍患者表示，他们的嗅觉在流感或特别严重的感冒后再也没有恢复正常。目前，我们还不清楚感染或免疫反应引发嗅觉障碍的机制是什么。不过，值得注意的是，这种类型的嗅觉障碍主要影响五六十岁绝经后的妇女。由此看来，年龄也会在一定程度上影响嗅觉功能。但是，相同年龄段的男性嗅觉功能受影响较小，因此激素水平也有可能对嗅觉功能产生影响。不过，男性也有可能与同龄的女性一样受到影响，只是男性较少注意到自己出现了嗅觉障碍或者认为它不那么重要。

这类嗅觉障碍很少会发展成嗅觉丧失，只会导致嗅觉减退。由于患者没有明显的潜在疾病（这一点与慢性鼻炎或脑震荡引起的嗅觉障碍不同），他们往往只能听天由命，辗转于不同的医院和医生之间，却得不到满意的结果。只有少数医疗中心专注于治疗嗅觉障碍，他们接

嗅觉训练

嗅觉训练是目前治疗大多数与慢性鼻炎相关的嗅觉障碍的最有效的方法。患者应在早晨和傍晚闻少量气味。在多项研究中，使用4～6种气味为宜。这些气味可以是家中的气味，如香草味、玫瑰味、丁香味、肉桂味、桉树味等气味。重要的是，嗅觉训练至少要持续6周，最好是12周。对什么都闻不到的人来说，如此长的训练周期可能相当磨炼人的意志，但它一定会带来回报。多项研究表明，尤其是对“病毒感染后嗅觉障碍”患者来说，其嗅觉功能会有明显提高。遗憾的是，并非所有患者的嗅觉功能都能得到提高。

嗅觉训练的优点是容易进行且没有副作用。不过，要强调的是，即使训练两三周后患者的嗅觉障碍仍无改善，患者也必须继续进行训练。我们还不知道涉及的确切机制，但嗅觉训练似乎能够在鼻黏膜和大脑之间建立新的连接。

收的患者一般病情尤为严重。不过，对上呼吸道感染后出现的嗅觉障碍，即所谓的“病毒感染后嗅觉障碍”来说，最好的治疗方法是进行嗅觉训练。

不明原因

还有一类人患有所谓的特发性嗅觉障碍。“特发性”指的是不知道是什么原因导致了嗅觉障碍。我们将在下一章中看到，一些特发性嗅觉障碍患者可能患有无症状的早期神经退行性疾病，如阿尔茨海默病或帕金森病，但大多数患者并非如此。通常情况下，这些患者会描述自己的嗅觉功能在慢慢降低，自己对气味的感知越来越弱，现在几乎闻不到任何气味。嗅觉丧失可能发生于 30—70 岁。

我们尚不清楚“创伤后嗅觉障碍”和“病毒感染后嗅觉障碍”的病因，而特发性嗅觉障碍则更神秘。我们也不知道患者是否存在可以治疗的潜在疾病，或者特发性嗅觉障碍是否只是几种“病毒感染后嗅觉障碍”叠加在一起的表现，在这种情况下，患者的嗅觉功能会越来越差。

罕见因素

还有一些相对罕见的会导致嗅觉障碍的原因，如短时间暴露于有毒性或腐蚀性物质（如酸）的环境中或长时间吸烟。对吸烟导致的嗅觉障碍而言，病程是可逆的。戒烟后，患者的嗅觉会明显改善并逐渐恢复正常。此外，在极少数情况下，肿瘤会导致嗅觉丧失。例如，位于鼻腔或颅前窝的肿瘤有时会对嗅觉相关解剖结构造成压迫，从而影响嗅觉。这就是为什么在嗅觉丧失后患者要认真进行检查，如果导致嗅觉障碍的原因不明，患者就需要进行磁共振成像扫描，也许会发现嗅觉障碍就是由肿瘤导致的。最后，许多内科疾病，如糖尿病、肝肾功能衰竭或神经系统疾病（如帕金森病、阿尔茨海默病、多发性硬化症等），以及许多其他疾病都可能会导致嗅觉障碍。

先天性嗅觉障碍

还有两个重要的原因会导致嗅觉受损。极少数人天生就没有嗅觉。这就是所谓的先天性嗅觉障碍。只有约1% 的患者天生就没有嗅觉，99% 的患者的嗅觉障碍都是后天出现的。每十位先天性嗅觉障碍患者中，就有八九位患者是女性。男性先天性嗅觉障碍患者通常也是卡尔曼综合征患者。这种综合征由弗朗茨·约瑟夫·卡尔曼于 1856 年首次描述，并以他的名字命名。简而言之，这是一种性激素分泌紊乱的遗传病，会导致患者不会出现青春期或青春期延迟。嗅觉缺失就是它的症状之一。嗅觉检查有助于及早发现卡尔曼综合征。

女性先天性嗅觉障碍患者通常不存在激素水平异常，且嗅觉障碍不会遗传给下一代。患者发育正常，可以生育后代。通常情况下，患者会无奈地接受自己的嗅觉障碍。当然，她们通常会对闻不到任何气味感到遗憾。磁共振成像通常显示先天性嗅觉障碍患者的嗅球完全缺失。目前，先天性嗅觉障碍没有任何治疗方法。

年龄增长

年龄也是导致嗅觉障碍的一个原因。随着时间的流逝，我们的所有感官都会越来越差，视力下降，需要戴眼镜；听力下降，需要助听器，或者要求对方说话声音大一点儿。嗅觉也不例外，我们的嗅觉功能也会随着年龄的增长而变差。根据我自己的经历，视力在 40 岁左右就会出现明显的下降趋势，而嗅觉功能则相对稳定，直到70岁左右才会有变差的迹象。然而，这只是一般情况，有些人虽然到了耄耋之年，但嗅觉仍然非常灵敏，而有些人在70岁之前就早已丧失了嗅觉。

这可能是由于老年病，如糖尿病、肝肾疾病或神经退行性疾病导致的。事实上，新近研究表明，嗅觉障碍患者的死亡率高于嗅觉正常的人。然而，嗅觉障碍几乎不是死亡的直接原因，如因为嗅觉障碍没注意到吃了变质的食物或煤气泄漏。相反，嗅觉障碍通常是潜在疾病的症状，而这些潜在疾病的病死率非常高。

相比于女性，嗅觉功能变差对男性的影响更早、更严重，但其原因尚不清楚。也许是因为女性的性激素具有长期保护作用，也许是因为男性的生活方式让他们接触到更多的有害物质，也许是在我们的文化中，女性多与气味打交道，她们终身都在进行“嗅觉训练”。不过，女性的嗅觉功能也会随年龄增长而下降，但目前还不清楚嗅觉功能的下降是生理性的（即每个人或早或晚都会出现），还是在病理性的（即在各种老年病的影响下出现的）。

嗅觉障碍患者的生活

嗅觉障碍患者是否了解自己嗅觉功能

对嗅觉障碍而言，还有一点很重要，那就是如果得不到反馈，患者很难评估自己的嗅觉功能。瑞士日内瓦的一个研究小组对比并研究了健康的人和嗅觉障碍患者。他们发现，只有两类患者能够正确评估自己的嗅觉功能，因脑震荡或病毒等出现嗅觉障碍的患者和完全丧失嗅觉的患者。

其他受试者，即嗅觉逐渐丧失的患者和健康的人，有时会错误地评估自己的嗅觉功能。有些受试者自认为是“嗅觉专家”，但在嗅觉测试中只能取得了一般的成绩；有些受试者认为自己的嗅觉功能一般，但在测试中却有极佳的表现；还有一些受试者对自己的嗅觉功能的评估较为准确。因此，我们对自己的嗅觉功能的评估并不是特别可信。因此，治疗嗅觉障碍的医生必须进行客观的嗅觉测试，而非仅仅依靠患者的描述。

嗅觉障碍会对我们造成什么影响

嗅觉障碍会给我们带来各种影响，但并非每个人都会遭受同样的痛苦。对有些人来说，嗅觉障碍可能会严重地影响他们的生活质量，而对另外一些人来说，他们甚至不会注意到这一点。但他们的共同点是，嗅觉障碍使得他们丧失了身体的一个预警系统，无法感知或只能在有限的范围内感知各种化学物质，这可能会带来危险。天然气就是一个例子。天然气、液化气和其他燃料中都添加了刺鼻的气味，这个过程被称为“加臭”。典型的硫黄味（译者注：硫化氢，臭鸡蛋气味）很容易让人发现天然气泄漏。但是，如果你什么都闻不到，你就不会注意到这种气味，从而有可能将自己暴露在巨大的危险之中。因此，嗅觉障碍患者在处理天然气时必须特别小心。烟雾也是一个例子，我们的鼻子非常灵敏，甚至比烟雾探测器还要灵敏。但是，如果你失去了嗅觉，只有当烟雾清晰可见，或者浓得刺激到你的眼睛，或者你不得不咳嗽时，你才会注意到烟雾，但那时可能已经太晚了。你如果患有嗅觉障碍，为了防止火灾，一定要安装烟雾探测器，并定期检查探测器的电池。还有一个危险来源是食物，通常情况下，我们可以通过气味很快判断出食物是否变质。但嗅觉障碍患者不会注意到这些警告信号，因此更容易食物中毒。不过，你可以用“借来的鼻子”，即询问其他人食物闻起来是否正常。你应该仔细查看保质期，尤其是在夏天，一定要将食物冷藏。如果你对食物的质量产生了疑问，一定要妥善处理食物。

嗅觉不仅能提醒我们注意危险，还能提高我们的生活质量。当我们想到圣诞节时，我们就会闻到与圣诞节有关的气味；当我们想到夏天时，我们就会闻到海滩的典型气味；我们的伴侣和孩子也有自己的气味。当你再也闻不到这些气味时，你会感到非常痛苦。许多嗅觉障碍患者都描述过，闻不到这些味道对他们来说是多么痛苦，有些患者甚至患上了抑郁症。

另一个问题是个人卫生。如果你闻不到汗味或衣服的清香，就会导致两种后果：你变得臭气熏天，但其他人碍于情面没有告诉你，也许会导致你被其他人孤立；你因为闻不到自己的味道而非常害怕自己臭气熏天，以至于患上了强迫症，变得不自信。多项研究表明，与嗅觉正常的人相比，嗅觉障碍患者的社交活动（及性生活）较少。因此，重视嗅觉丧失，并采取相应的治疗措施非常重要。

如何治疗嗅觉障碍

嗅觉障碍的治疗方案相对有限。首先，医生会努力找出导致嗅觉障碍的潜在疾病，并在可能的情况下进行治疗。例如，我们已经知道了，慢性鼻炎可能会导致嗅觉障碍，但治疗潜在疾病往往只能在短期内起作用。其次，为了治疗各种类型的嗅觉障碍，多年来人们尝试了许多疗法，如服用维生素或锌补剂。但双盲研究证明，这些疗法并不比安慰剂有效。目前唯一有效的方法似乎是嗅觉训练。医生通常会考虑到嗅觉有可能自发恢复正常。因此，他们会建议患者静观其变。鼻黏膜上的嗅觉细胞每 6 周至 6 个月就会进行一次自我更新，成年人也是如此。因此，嗅觉的确有可能自发恢复正常。

嗅觉能否恢复正常取决于三个因素。首先是嗅觉障碍的原因，如果嗅觉因严重的脑损伤而丧失，颅前窝的瘢痕组织阻碍了嗅觉细胞与大脑的连接，那么嗅觉细胞就不可能再生。上呼吸道病毒感染也会导致嗅觉障碍，在这种情况下，嗅觉恢复正常的可能性相对较高。其次是患者的年龄，年轻人比老年人有更强的嗅觉修复能力。因此，如果是相同原因导致的嗅觉障碍，那么 20 岁的人比 60 岁的人更有可能恢复。不过，我们必须考虑到，年轻的患者往往是因为颅脑损伤而失去嗅觉，据前文所述，颅脑损伤造成的嗅觉障碍难以恢复。最后是嗅觉障碍的持续时间，出现嗅觉障碍后的几天或几周内，恢复的可能性较大；如果嗅觉障碍已出现长达数年，嗅觉恢复正常的可能性就很小了。不过，我曾见过一位患者，她在一次感冒后的 8 年里几乎丧失了嗅觉，但后来她的嗅觉障碍突然有了明显的缓解。

嗅觉的自我修复能力相对较强。顺便提一下，人类神经细胞的自我更新是非常奇特的，但鼻黏膜细胞在神经系统中绝对是个例外。目前我们还没有完全研究清楚，由干细胞分化的黏膜神经细胞是如何与中枢神经系统连接的。但是，我们清楚的是几个月的嗅觉训练在多数情况下有助于嗅觉的恢复。

虽然失去嗅觉往往不是严重疾病的征兆。但是，我还是建议患者接受专科医生的检查。通常情况下，家庭医生会根据症状将患者转至耳鼻咽喉科医生或神经科医生。一些德语地区，如德累斯顿、维也纳和巴塞尔，有专门的门诊部。在这里，耳鼻咽喉科医生、神经科医生、心理学家、营养学家和其他专家会共同帮助患者康复。

日常小互动

你的嗅觉有问题吗？你的嗅觉功能比你的家人和朋友差吗？你是否闻不到任何气味，或者闻得不那么清楚？你有时会闻错气味吗？这种情况是从什么时候开始出现的？是否有诱发事件、事故或疾病？这些问题应该在你去看专科医生时对医生说明。嗅觉训练虽然并非对所有人都有效，但可以改善某些患者的嗅觉功能，对改善健康人的嗅觉功能也有效。选择家中的4～6种气味，每天闻2次，持续6周。观察你的嗅觉功能是否有所改善。

第 12 章 帕金森病和阿尔茨海默病：气味可以预测我们的未来吗

本章将介绍：

- 嗅觉障碍是阿尔茨海默病和帕金森病的主要症状之一。
- 很久以前，嗅觉障碍就用于诊断阿尔茨海默病和帕金森病。
- 气味测试将来可能会用于阿尔茨海默病和帕金森病的早期检测。

当我还是一名学生时，和许多其他学生一样，我的经济很紧张。住在瑞士的祖母在美丽的卢塞恩为我安排了两次暑期工作。一个暑假，我在超市的收银台工作；另一个暑假，我在敬老院担任护士助理。在养老院的工作给我留下了深刻的印象。大多数住在这里的老人患有各种形式的失智症（译者注：此处多指阿尔兹海默病）。白班从早上 7 点开始，但这个时间对年轻的学生来说意味着“半夜”。早上，我的第一个工作任务是叫醒老人，给他们洗澡。由于每天早上我都与同样的人接触，所以我非常直观地了解到了什么是失智症。我总是不得不重新介绍自己，因为这些老人总是忘记我。

我印象最深的是一位老太太。她拥有一家面包店。有一天，我在自我介绍之前问她是否知道我是谁。她毫不犹豫地回答道：“当然，你是学徒！”我向她解释说，我不是学徒，而是养老院的助理护士约翰内斯。紧接着，我问她是否听明白我说的话，她回答：“明白，你是助理护士约翰内斯。”十分钟后，我又问了同样的问题，结果她又认为我是面包店的学徒。显然，阿尔茨海默病影响了她的记忆力，但并非所有的记忆都会受到影响。她的短期记忆相对完整，因为她可以记住我的名字和工作几分钟。但这些信息并没有转移到她的长期记忆中，所以她每隔 5～10 分钟就会忘记我的名字。我对阿尔茨海默病不太了解，因此短期记忆和长期记忆这些术语对我来说并没有太大意义，但我觉得这个情况非常有趣。

神经退行性疾病在我目前的研究工作中也发挥着重要作用。在接下来的几页中，你可以了解嗅觉与这些疾病的相关性，以及嗅觉研究如何在诊断中发挥重要作用，甚至有可能在未来的治疗中发挥重要作用。

关于阿尔茨海默病和帕金森病的概述

阿尔茨海默病是最主要的神经退行性疾病。在 65 岁的老人中，约 2% 的老人患有这种疾病；在 85 岁的老年人中，患者的占比增加到 20%。阿尔茨海默病的特征是认知能力不断下降。随着时间的推移，患者会失去进行日常活动的能力，他们的行为会发生变化，他们会变得抑郁等。失智症是阿尔茨海默病的典型症状，但并非所有患有失智症的人都是阿尔茨海默病患者。阿尔茨海默病还有其他的症状，然而，由阿尔茨海默病引发的失智症约占 60%。

目前，我们尚不清楚阿尔茨海默病的病因。然而，研究人员观察到特定的蛋白质会在患者的神经细胞中积聚。随着时间的推移，大量蛋白质积累会导致神经细胞死亡。此外，受影响的神经细胞似乎能够"感染"其他神经细胞，因为研究人员发现，这种蛋白质会扩散到其他神经细胞内，进而导致其他神经细胞死亡。这就是为什么阿尔茨海默病被称为神经退行性疾病——患者的神经细胞会退化并死亡。尽管我们的大脑中有数十亿个神经细胞，"储备量"较为充足，但在病程中，大量神经细胞死亡还是会导致阿尔茨海默病的早期症状出现，通常是认知方面的症状。患者会变得健忘——当然，人会随着年龄的增长变得健忘，这是正常的。但是，阿尔茨海默病患者的健忘程度超过了同龄人的正常水平。随着时间的推移，症状会逐渐加重，并且越来越严重，最后患者会出现失智症。

目前没有方法可以治愈这种疾病，因为潜在的变化是无法逆转的。如果你观察去世的阿尔茨海默病患者的大脑，你会发现他们的脑组织体积明显减少，这是神经细胞持续退化的结果。并且，他们的脑回（大脑的回旋区）更薄，含有脑脊液的脑室明显扩张。健忘是因为负责长期记忆的大脑区域的神经细胞最先退化，这里也是受影响最严重的。

另一种重要的神经退行性疾病是帕金森病，在 60 岁以上的人群中，约 1% 的人患有这种疾病。在患者体内，有缺陷的蛋白质在他们的神经细胞中积聚，并且同样地帕金森病的病因也尚不明确。不过可以明确的是，帕金森病涉及的蛋白质与阿尔茨海默病的不同，但帕金森病同样会影响其他脑细胞。帕金森病不像阿尔茨海默病那样会导致认知障碍，而会导致典型的运动障碍，如颤抖、运动功能下降、肌肉僵硬、面瘫。这是因为神经细胞的退化影响了大脑中某些负责运动的细胞。

这些负责运动的神经细胞含有的神经递质是多巴胺，但帕金森病患者大脑中多巴胺的水平低下，因此可以向患者给予能够穿透血－脑屏障的多巴胺前体，以提高大脑中的多巴胺水平，达到减轻症状的效果。但是，由于引发帕金森病的潜在疾病没有消除，这种疗法可能会失效。随着神经细胞的退化程度不断加深，在疾病晚期，患者的记忆中枢也可能受到影响，失智症也会出现在帕金森病晚期。

这两种疾病的共同点：一方面，错误的蛋白质积累导致健康神经细胞的死亡，以及患病神经细胞的扩散；另一方面，这两种疾病的病因尚不清楚，且它们都无法治愈。此外，两者的确诊相对较晚。因为只有在神经系统的病变相对较严重的时候，临床症状才会变得明显。因此，确诊时大部分受影响的神经细胞已经死亡。这就是为什么这两种疾病无法治愈，因为患者无法产生新的神经细胞。如果患者能够尽早确诊，我们至少有可能阻止疾病的进展。为了实现这一目标，我们必须识别阿尔茨海默病和帕金森病的早期典型症状，然后将其用于筛查。例如，帕金森病患者经常患有便秘和睡眠障碍，阿尔茨海默病患者经常发现自己变得健忘。然而，这些早期症状非常不具体，它们也会发生在健康的老年人身上，甚至是健康的年轻人身上。所以这些症状对研制早期检测仪器并没有真正的帮助。

阿尔茨海默病和帕金森病与嗅觉障碍

然而，这两种疾病都有一个明显的、常见的早期症状——嗅觉障碍。超过 90% 的帕金森病和阿尔茨海默病患者患有嗅觉障碍。有研究小组对此进行了研究。几年前，我们通过 Meta 分析总结了他们的工作。我们对大量已发表研究的数据进行了合并和评估，这样做的优点是可以获得更多的病例，从而可以做出更精确的陈述。我们共找到了 80 项研究，获得了 4000 多名患者的数据。

我们能够证明，帕金森病和阿尔茨海默病都会严重地损害嗅觉，嗅觉的损害程度比随年龄的嗅觉功能下降要严重得多。并且令人兴奋的是，嗅觉障碍比其他典型症状出现得早得多。帕金森病和阿尔茨海默病患者在确诊前的 10 年或更长时间内就出现了嗅觉障碍。然而，大多数时候，这一点并没有受到重视，但它在未来可能会变得非常重要。

嗅觉在疾病早期诊断中的应用

嗅觉障碍可能是神经退行性疾病的早期征兆，有助于确诊。最重要的是，医生可以更早地做出诊断。如果神经退行性疾病在如此早期的阶段被诊断出来，那我们就可以开发出一些疗法，来减缓甚至阻止疾病的发展。

然而，在嗅觉检测的道路上仍有一些障碍需要清除。即使嗅觉障碍比其他早期症状出现得早得多，但它仍然相对不具体，你可能会因为许多其他与神经退行性疾病无关的潜在疾病而失去嗅觉。此外，老年人的嗅觉功能也会下降。因此，不要让嗅觉障碍患者感到不安，这是非常重要的。并非所有嗅觉障碍患者都会患上帕金森病或阿尔茨海默病。更重要的是，不要让自己因嗅觉障碍而生病。如果你因为尘螨过敏而经常鼻子堵塞，闻不到任何气味，这并不能说明你以后会患有神经退行性疾病。因此，排除其他会导致嗅觉障碍的原因非常重要。

德累斯顿大学医院进行了一项研究，我在那里担任研究助理多年。每周都会有十多名嗅觉障碍患者到当地的专科诊所就诊。在这项研究中，我们排除了所有有明确原因的嗅觉障碍患者。因此，因脑震荡、慢性鼻炎或严重的病毒感染而失去嗅觉的患者都不能参加。其他想要参加这项研究的患者都接受了全面的神经检查，以便了解他们是否出现了帕金森病的临床症状，没有患者在这项神经检查中表现异常。然后，我们使用两种成像技术来检查他们的脑干功能，帕金森病患者的脑干功能发生了病理改变。结果令人惊喜，尽管没有患者出现帕金森病的临床症状，但我们在近 1/3 的患者中发现了脑干神经退行性病变的迹象，这可以被视为该疾病的早期征兆。然而，这些测试还不够成熟，因为超过 2/3 的患者在成像中显示正常，并且并非所有有脑神经退行性病变迹象的患者后来都患上了帕金森病。

如今，作为筛查方法，嗅觉检测仍然不够具体，其结果具有不确定性。因此，开发专门指示神经退行性疾病的嗅觉检测是一项巨大的挑战。在我们的 Meta 分析中，我们更详细地研究了这一点。我们发现，帕金森病和阿尔茨海默病降低嗅觉功能的方式不同。对于帕金森病患者，嗅觉任务，如区分气味、识别气味、感知气味的浓度及嗅觉记忆会受到大致相同程度的影响；而对于阿尔茨海默病患者，与记忆相关的嗅觉任务，如识别并记住气味，会受到影响。这是我们朝着目标迈出的第一步。

在我位于加拿大三河城的实验室中，我和我的团队试图将帕金森病患者和其他原因导致嗅觉障碍的患者区分开来。但是，我们无法通过正常的嗅觉检测取得任何结果。尽管两组患者的表现均明显比健康的对照组差，但我们发现患者之间没有差异。因此，我们改为研究三叉神经。我们在第 7 章中了解到，第三化学感官能够使我们感受到辣椒粉的辛辣或薄荷的清新。尽管这种感觉实际上与嗅觉无关，但我们在之前的研究中已经证明，嗅觉障碍患者的三叉神经感知能力也会变差，这意味着食物的气味对患者来说不那么明显，桉树的清凉感也不那么强烈，我们现在还在研究这个问题。我们观察到帕金森病患者没有这种损伤。因此，我们找到了一种检测方法，可以让我们区分帕金森病患者和其他原因引起的嗅觉障碍患者。这可能是我们朝着目标迈出的第二步。

但是，我们还没有完全做到通过嗅觉检测帮助患者及早确诊阿尔茨海默病和帕金森病，以及将它们与其他类型的嗅觉障碍区分开来。未来，嗅觉检测可能会与便秘、睡眠障碍、记忆力变差及其他非特异性早期症状的测试结合起来。也许我们就能及早发现这些疾病，然后进行治疗。

嗅觉障碍作为神经退行性疾病的指征

嗅觉障碍可能与触发了这两种疾病的机制有关。研究显示蛋白质的积累是阿尔茨海默病和帕金森病的病理特征。在阿尔茨海默病中是β-淀粉样蛋白，在帕金森病中是α-突触核蛋白。这两种蛋白质存在于所有人的大脑中，但在患者的大脑中，它们会发生改变并在神经细胞中积聚，结果导致神经细胞慢慢死亡。我们在帕金森病患者的大脑中发现了所谓的路易体，在阿尔茨海默病患者的大脑中发现了老年斑，两者都是蛋白质沉积物。到目前为止，这两种疾病的发病机制已经很清楚，但我们仍然不清楚为什么这些蛋白质会在患者的神经细胞中积累。

这也解释了帕金森病的临床症状。由于迷走神经控制肠道，嗅球负责处理嗅觉刺激。嗅觉障碍和便秘就是帕金森病的两个早期症状，后期典型的颤抖是由于黑质变性所致。脑干控制睡眠周期，这解释了患者的睡眠问题。在疾病晚期，患者患有阿尔茨海默病，这是全身神经变性的结果。

帕金森病的病程

德国解剖学家海科·布拉克领导了一项关于帕金森病的开创性研究。他和他的同事一起观察到，某些大脑区域经常会出现路易体。在几乎所有患者的大脑中，无论他们是否表现出了帕金森病的临床症状，路易体都位于脊髓和嗅球的迷走神经核中。迷走神经是第十对脑神经，负责无意识地控制我们的肠道（译者注：迷走神经主要负责支配呼吸、消化系统的绝大部分器官，包括心脏、肺、气管、支气管、食管、胃、肝、肾等，并控制这些器官的感觉、运动及腺体的分泌）。嗅球是嗅觉通路的处理站。

在某些患者的大脑中，路易体也存在于脑干和黑质中。这些患者在世时表现出了帕金森病的临床症状。此外，在他们细长的脊髓和嗅球中发现了更多的路易体。在一小部分患者的大脑中，路易体遍布整个大脑。这些患者患有晚期帕金森病并伴有阿尔茨海默病。

布拉克的研究表明，关于帕金森病的临床和解剖学发现之间存在明显的重叠。帕金森病的发病过程似乎是病变发于迷走神经核和嗅球，蔓延至黑质和脑干，最后扩散到整个大脑，在这一过程中，神经细胞的死亡导致了典型症状的出现。

但病因究竟是什么？病变是如何进入迷走神经核和嗅球的？如今，越来越多的迹象表明，未知的触发因素通过肠道或鼻黏膜进入大脑，先到达迷走神经核和嗅球，然后从这里扩散出去。目前，我们依然不知道这个触发因素的本质，但我相信在未来几年内我们一定会知道答案。

阿尔茨海默病更为复杂。许多假说试图解释蛋白质的沉积。但阿尔茨海默病患者的嗅觉系统结构很早就受到了影响，嗅觉功能也相应受损。与帕金森病不同的是，在阿尔茨海默病中，处理嗅觉信息的大脑区域，同时也负责记忆形成的区域先受到损伤，随后其他大脑区域也受到影响，导致神经细胞普遍死亡，患者表现出失智症的症状。

近年来，我们对神经退行性疾病的研究取得了很大进展。对帕金森病和阿尔茨海默病来说，一旦嗅觉障碍成为“早期预警症状”，那么它不仅有助于神经退行性疾病的及早确诊，而且有助于我们了解疾病的发展。

日常小互动

早期阿尔茨海默病的非特异性症状：你最近是否感到特别心不在焉或心烦意乱？你是否经常忘记自己要去哪里？你是否经常在超市或陌生的环境中迷路？你是否在填写表格时难以集中注意力？当你看报纸时，你是否会忘记文章的开头内容？你是否觉得难以集中注意力观看电视新闻节目？你在说长句子时是否经常出现语法错误？你是否经常忘记日常物品的单词（如铅笔、面条）？你是否失去了很多活力？你是否难以享受任何事情？你是否感觉闻到的气味不那么强烈或根本闻不到任何气味？

早期帕金森病的非特异性症状：你是否越来越难以顺利活动，如走路或写字？你在做精细运动，如使用手机或关闭按钮时，是否有困难？你是否感觉四肢无力瘫痪？你的手平时会颤抖吗，是单侧还是双侧？你有失眠症吗？你的伴侣是否会抱怨你在睡觉时经常动？你是否经常做情节激烈的梦？你在做梦时会尖叫和乱动吗？你便秘吗？你是否感觉闻到的气味不那么强烈或根本闻不到任何气味？

如果你发现自己有上述几种症状，请向医生咨询并进行检查。

第 13 章 新型冠状病毒感染和嗅觉：病毒让我们重视嗅觉

本章将介绍：

- 新型冠状病毒如何影响身体细胞。
- 新型冠状病毒如何影响嗅觉。
- 新型冠状病毒感染后，我们如何用嗅觉训练改善嗅觉。

浪潮来袭

我记不清是在 2019 年 12 月还是在 2020 年 1 月，我第一次知道了新型冠状病毒感染。其实，早在此之前，关于病毒性疾病的新闻就不断出现，如 SARS 冠状病毒、MERS 冠状病毒、猪流感病毒、禽流感病毒、埃博拉病毒、寨卡病毒。不过，当时我并不担心，因为之前的病毒暴发也没有影响到我自己。

虽然感染病毒的信息给我留下了可怕的印象，但一开始它们并没有使我感到困扰。直到意大利北部报告了第一批感染者时，情况才发生了变化。我父母住在离伦巴第不远的地方，因此我更密切地关注新闻。我还记得当时我对大区政府将个别村庄隔离起来的决定感到非常惊讶。于是，我对这一疾病的关注度更高了。

尽管如此，在2020年的2月底，我还是和我的伴侣开始了欧洲讲学之旅，但没想到这将是我很长时间内的最后一次出国行程。我原本想先去南蒂罗尔看望我的父母，但形势所迫，我不得不改变了主意，和父母在维也纳见面。旅馆里空无一人，一位女服务员告诉我，与往年不同，没有游客来到奥地利旅游。慢慢地，我开始感觉到，恐怖的预想可能会变成现实。突然间，情况越来越糟：意大利北部进入封锁状态，我的父母刚刚返回家中奥地利就关闭了与意大利的边境。奥地利和加拿大之间的航班也停飞了，但我非常幸运地赶上了最后一班直飞海外的航班。

回到魁北克后，公众仍然没有意识到迫在眉睫的危险和采取措施的紧迫性。当我向大学教务处询问是否应该在家进行自我隔离时，教务处以为我还想接着度假。仅仅过了两天，病毒的浪潮就席卷了我们，几天前还似乎难以想象的事情，现在成为现实。没过几天大学就停课了，我将长期在家工作。

应对正在形成

突然之间，我和数百万人（包括成千上万的研究人员）一样，被迫待在自己的公寓里。我把时间都花在了阅读新闻和科学文章上。这是我第一次听说，新型冠状病毒感染不仅会导致咳嗽、发热和呼吸困难，而且越来越多的人突然闻不到任何气味。我知道病毒感染可能与嗅觉障碍有关，正如我们在第 11 章中看到的。

谷歌搜索引擎允许任何用户比较不同搜索词的流行程度及不同时期和不同国家人们的搜索行为。于是，当在家时，我开始研究第一波病毒感染者搜索嗅觉障碍的频率，结果发现，在意大利、西班牙和法国，“新型冠状病毒可能导致嗅觉障碍”的搜索记录已经高居搜索榜首。几周后，英国、加拿大和美国紧随其后。在搜索的同时，我阅读了第一篇关于感染病毒可能导致嗅觉障碍的文章。通常，嗅觉研究的步伐都很悠闲，但现在它开始与流行病做斗争：研究的节奏变得紧张起来。几乎每天都有新的文章出现，但最初的成果仅限于病例报告。大多数嗅觉科学家彼此熟识，因此，我们即使相距万里，也培养出了亲密无间的伙伴关系。我们都注意到，有关感染病毒导致嗅觉障碍的报告正在不断增加，但这些报告尚未形成体系。在与世界各地同事的讨论中，我们越来越清楚地认识到，需要采取协调一致的行动，以更好地了解嗅觉障碍与新型冠状病毒之间的关系。究竟是有更多人受到嗅觉障碍的影响，还是人们对新型冠状病毒感染症状的关注度有所提高？很快，我们就清楚地认识到要想成功地开展研究，就要组织起来，我们需要形成研究体系。几天后，来自世界各地的数百名嗅觉研究人员，从遗传学家到心理学家，从化学家到流行病学家，从神经科学家到人工智能专家，组成全球化学感官研究联盟（译者注：译者陈敬国也是全球化学感官研究联盟成员，并担任全球化学感官研究联盟领导小组成员，是唯一的一名来自中国的领导小组成员），患者代表也从一开始就参与其中。该联盟旨在研究新型冠状病毒感染等疾病与嗅觉和味觉障碍之间的联系。

首先，我们根据科学界对嗅觉的了解，在几天内编写了一份调查问卷。然后，在几周内，我们将问卷翻译成了 30 多种语言，包括汉语、英语、德语、法语、俄语、韩语、阿拉伯语和斯瓦希里语等。我们把问卷发给世界各地的人们，由于各个国家都出台了相应的隔离政策，所以我们突然还需要做公关工作——这对我们大多数人来说都是一个全新的挑战。但我们的努力得到了回报，在几个月内，我们收到了数以万计的回复，这让我们对人们的嗅觉状况有了相当准确的了解。我们知道了，大约 60% 的新型冠状病毒感染者都有嗅觉障碍。我们还知道了，新型冠状病毒不仅影响嗅觉，还影响味觉和三叉神经系统（我们在第 7 章中已经了解了三叉神经系统）。不过，我们的研究中最重要的发现是，在没有出现鼻塞的情况下嗅觉突然丧失，是感染了新型冠状病毒更好的指标！相比咳嗽、发热或呼吸困难，嗅觉障碍是更好的指标，因为咳嗽、发热或呼吸困难具有非特异性，在普通的感冒、流感和其他病毒性疾病中也会出现。

嗅觉受到攻击

当然，我们并不是唯一的研究者，世界各地还有许多研究者都在研究新型冠状病毒与嗅觉障碍的关系。最新研究论文的发表速度令我惊叹不已。我们亲眼见证人类如何反抗病毒，如何越来越了解这个未知的敌人。现在，我们可以了解病毒是如何潜入人体的：为了感染细胞，病毒必须先与细胞对接。病毒之所以能做到这一点，是因为它的表面有一些像刺一样的小突起。只要人体细胞表面带有一种非常特殊的蛋白质，即血管紧张素转换酶 –2（ACE-2），病毒就能附着在细胞上。如果细胞没有这种蛋白质，就不会被病毒感染。ACE-2 在调节血压方面起着至关重要的作用。新型冠状病毒恰好需要这种蛋白质，这可以说是一种进化上的巧合。

在人体内，ACE-2 存在于许多不同的组织中。首先，当然是在血管中，因为它在血管中发挥调节血压的重要作用。如果只有血管细胞携带 ACE-2，大规模的流行病可能永远不会发生，因为病毒一开始不会进入血液。但是，还有其他组织，如肺部组织或嗅上皮的细胞携带这种蛋白质，这就解释了为什么疾病会在不同的人身上以不同的形式表现出来。当病毒遇到可以与之对接的细胞时，它就会与之融合，并将其遗传信息转移到细胞中。这时，令人毛骨悚然的事情发生了：细胞停止了它的实际工作（在不同组织中细胞的工作是完全不同的），而只做一件事，那就是它变成了病毒工厂，生产新的病毒并将它们释放到周围环境中。新的病毒可以感染周围的细胞，并将周围的细胞都变成病毒工厂。或者病毒会被排出体外，如在咳嗽、唱歌、大笑或说话时被排出体外，从而感染其他人。一方面，受感染的“僵尸细胞”不再执行其原有的任务；另一方面，免疫系统会用“重型火炮”打击受感染的细胞，组织的功能就会受到干扰，其后果众所周知。如果病毒存在于肺部组织中，空气交换功能就不再正常，患者就无法呼吸。如果病毒存在于血管细胞中，这些细胞就无法再阻挡血液，从而导致出血。如果病毒存在于鼻黏膜中，那鼻黏膜就不能正常工作，从而出现嗅觉障碍。

现在，人们已经很清楚病毒进入鼻黏膜后会发生什么。然而，与预期相反的是，受影响的不是嗅觉感受细胞，而是所谓的支持细胞。顾名思义，支持细胞的任务就是支持嗅觉感受细胞完成任务。但作为“僵尸细胞”，它们无法再完成这项任务。依赖它们的嗅觉感受细胞，也就是整个嗅觉系统就会崩溃。

约 60% 的患者在感染新型冠状病毒期间会出现急性嗅觉障碍。其中绝大多数患者的嗅觉会在几天或几周内恢复。开始时，患者的嗅觉功能可能会减弱，但一段时间后嗅觉就会恢复正常。然而，在少数病例中，嗅觉障碍会一直存在。我们还不知道这种情况会持续多久，嗅觉是会很晚才会完全恢复，还是只能部分恢复，甚至是否会永远丧失。许多患者表示，他们在经历了一段时间不等的嗅觉减退期后，又能够闻到气味，但这些气味是不正常的，过去闻起来令人愉悦的气味突然闻起来像烧焦或发霉的东西一样。当然，嗅觉减退最初让人感到非常不愉快，他们的生活质量也会大打折扣。不过，通常情况下，嗅觉障碍是嗅觉正在恢复的积极信号。时间会证明这些患者的情况是否也是如此。如果是这样，嗅觉训练或许可以进一步支持嗅觉恢复，并进一步改善嗅觉功能。事实上，多项研究结果表明，嗅觉训练能够改善新型冠状肺炎的症状，就像在感染其他病毒后嗅觉慢慢恢复一样。

然而，时至今日，这一项核心研究依旧是空白的，那就是为什么出现嗅觉障碍的患者中，约有 10% 会表现出如此不同的反应。这可能仅仅是因为他们的鼻黏膜受到了更严重的影响，因此需要更长的时间才能恢复；也可能是分化为鼻黏膜的干细胞遭到破坏，因此无法生成新的嗅觉感受细胞；在最坏的情况下，可能是病毒以尚不清楚的方式入侵了嗅觉感受细胞，从而通过嗅觉通路进入大脑，并对大脑造成了损害，使得嗅觉无法恢复。这一领域的研究速度惊人，每天都有新的研究成果发表，但目前我们还无法预测这些患者的嗅觉障碍将如何发展。如果他们的大脑真的受到了损伤，其后果可能要几十年后才会显现出来，尤其是对于那些患有永久性嗅觉障碍的人来说。在此之前，我们必须密切关注这些患者的情况。

西班牙流感的教训

20世纪20年代，“欧洲昏睡病”在欧洲流行。这种疾病也被称为嗜睡性脑炎，因为它是以脑部炎症为基础的。患者会出现非特异性症状，如喉咙痛和头痛，并陷入昏睡状态，有些人甚至在吃饭时或工作时睡着了。约1/3患者死亡，其余的通常很快康复。但这种疾病会造成长期影响，几十年后，许多人开始出现类似帕金森病的症状。人们从未发现这些患者患病的真正原因，但与西班牙流感大流行的巧合表明，这种疾病可能与流感病毒有关。

感染新型冠状病毒是否会对人体的健康造成长期影响，要由时间来证明。如果病毒已经通过嗅觉神经进入大脑，那么即使在疫苗问世后的几年甚至几十年里，我们也不得不面对它。

日常小互动

如果你突然闻不到任何气味，但你的鼻子是通畅的，那么这可能是感染了新型冠状病毒的第一个或唯一的症状。你应该进行自我隔离，并尽快接受检测。

后 记

气味无处不在，它们总是围绕着我们。每一次呼吸，吃每一口食物，喝每一口水，我们的嗅觉感受器都会接收一部分气味，引发特定的反应，进而将对气味的印象传到我们的大脑。但只在某些时候，我们才会意识到气味的存在，尤其是当气味非常强烈或与我们的预期不同时。大多数时候，我们只是在无意识的情况下感知环境中的气味。尽管如此，气味还是会对我们产生影响：它们会触发我们的感觉和记忆，让我们突然感到温馨或不适，觉得某个人可爱或讨厌，对某种食物喜爱或厌恶——这一切的原因都是气味，但我们并没有意识到。

然而，我们对气味的描述却极为有限。我们只能用对比或比喻的方法来描述气味，如“花香”“果香”等。我们几乎没有任何专门用来描述气味的词汇，这也是我们总觉得气味难以描述和形容的原因。

事实并非如此。侍酒师和其他嗅觉专家清楚地告诉我们，我们完全可以练习描述气味的能力。不仅如此，我们还可以提高嗅觉的敏感度，甚至改善嗅觉功能，以达到训练大脑的目的。这项训练的优点在于：我们不需要使用任何复杂的仪器，只需要关注嗅觉，更多地与同伴谈论气味即可。

我们无时无刻不在嗅闻气味，甚至我们在出生前就已经拥有了嗅觉，据说宇宙也有气味。虽然嗅觉与我们的边缘系统有直接联系，能够直接影响我们的情感世界，但大多数人认为嗅觉是五感中最不重要的一种，如果必须失去一种感觉，他们最愿意放弃嗅觉。嗅觉障碍不仅会影响生活质量，而且它还可能是各种疾病的初期症状。COVID-19 大流行表明，嗅觉障碍是特殊的早期症状，因此密切监测嗅觉可以保护我们和其他人免受新型冠状病毒的侵害。但是，即使是新型冠状病毒感染肺炎，总有一天也会被人类战胜，我们的社会还将面临其他的问题。几乎所有的西方国家都面临老龄化问题，老龄化社会的核心挑战之一就是老年病的流行，其中就包括神经退行性疾病，如阿尔茨海默病和帕金森病。嗅觉障碍可能是这两种疾病的初期症状。也许有一天，我们能够通过嗅觉检测准确地识别出，哪些人在没有干预的情况下，十年后会患上阿尔茨海默病或帕金森病。有了适当的治疗，许多老年人可以活得更长，生活质量会更高。

因此，我们要格外关注自己的嗅觉功能。嗅觉训练能够给我们带来许多乐趣。

让我们一起享受嗅觉带来的乐趣吧！

EBERS

翻 开 生 命 新 篇 章

埃博思译丛

001　《无法告别：日本的安乐死与临终哲学》

002　《花粉症与人类：让人“痛哭流涕”的小历史》

003　《兴奋剂：现代体育的光与影》

004　《巴尔扎克的柳叶刀：被医学塑造的 19 世纪文学》

005　《痛在你身：如何面对孩子的身心疼痛》

006　《智慧之书：大脑智慧简史》

007　《文明的病因：从疾病看待世界文明史》

008　《血缘与人类：从分子视角重读人类演化史》

009　《七个嫌疑人：不堪重负的日本医疗》

010　《瘟疫编年史：世界史上 100 场疫病》

011　《汉方航海图：到东方之东的医学之旅》

012　《不老的大脑：致老龄化时代的脑科学》

013　《传染病社会史：近代欧洲的医学迷雾与启蒙》

014　《遗传学秘史：从精神科到现代统计学》

015　《嗅觉革命：嗅觉如何影响我们的健康》

016　《医·杯·酒：美酒佳酿中的治愈传奇》